MANUAL
DE LA SALUD
NATURAL

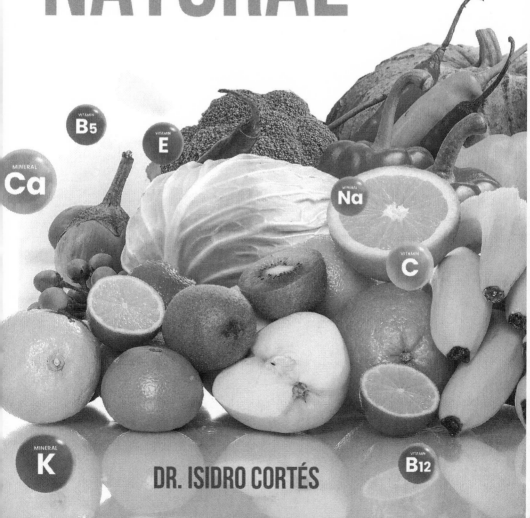

DR. ISIDRO CORTÉS

MANUAL
DE LA SALUD
NATURAL

DESCUBRE EL PODER DE LOS SUPLEMENTOS NATURALES PARA LAS ENFERMEDADES MÁS COMUNES

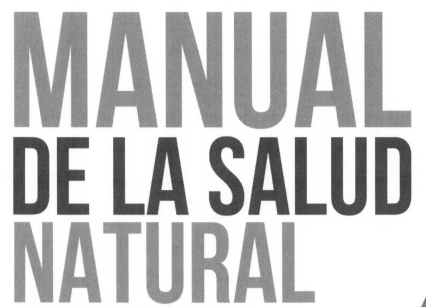

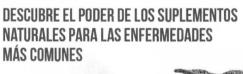

DR. ISIDRO CORTÉS

MANUAL DE LA SALUD NATURAL

Copyright © DR. ISIDRO CORTÉS. 2021
Primera edición en Proyectos Sin Límites S.A.S. Junio2021
www.proyectossinlimites.com
Celular 3228559848

Diseño de portada y diagramación: Agencia Ciclo Creativo.
Correción de estilo:Proyectos Sin Límites

Impreso en Colombia 2021 – Printed in Colombia

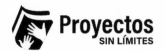

AGRADECIMIENTOS

Primero quiero agradecer a Dios por prestarme vida para servir a través de lo que escribo.

Agradezco profundamente a mis padres que burlaron las circunstancias y superaron todos los obstáculos para sacar adelante a 7 hermanos.

Agradezco especialmente a mi hermano Rafael por ayudarme a solventar mi carrera profesional y por haber sido una bendición para toda mi familia (y para muchas familias más).

Agradezco a Lapi, Pedro, Juana, Mari y Chote por haberme dado todos los consejos para continuar mi carrera profesional.

Agradezco también a mis amigos Ángel y Abdías por animarme a escribir el manual de la salud natural, enfocado en la suplementación nutricional.

Agradezco también de manera muy especial a mi hijo Alexis por creer en mí siempre.

ÍNDICE

ADVERTENCIA

La información que presento aquí, no tiene como propósito diagnosticar, tratar o curar. La adopción de esta información no justifica el rechazo o la aceptación de cualquier tratamiento médico tradicional. Se recomienda consultar con su médico de medicina familiar antes de comenzar cualquier esquema que incluya suplementos naturales.

La aplicación del conocimiento compartido en este manual es de su total responsabilidad. En caso de que, al momento de leer este manual, usted se encuentre en terapia con medicina tradicional y quiera intentar agregar algunos suplementos naturales, debe buscar la consejería del médico que le esté tratando.

En la actualidad abunda la información en las redes sociales y en todos los medios de comunicación; antes de tomar un suplemento natural debe buscar información tanto de sus beneficios como de las posibles reacciones secundarias. No se quede únicamente con la información aquí contenida.

Llegado el caso de presentar daños o perjuicios que usted crea han sido ocasionados por consumir algún suplemento aquí recomendado, ni los autores ni los editores asumen ningún tipo de responsabilidad.

OBJETIVO

¡**H**ey, despierta y mírate al espejo, mira a tus seres queridos, mira a tus vecinos! Sal a caminar por la ciudad y cuéntame qué es lo que más te impacta. Estoy seguro de que viste lo mismo que yo. ¿Qué sentiste o no notaste nada?

Nuestra sociedad está enfermando y muriendo más rápido que antes. Las enfermedades que más nos están afectando tienen mucho que ver con lo que estamos consumiendo. Estoy seguro de que sí conoces la causa, pero te reservas el pensamiento. ¡Vamos! no te detengas y saca el coraje para hacer algo al respecto. ¡Ven, levántate y caminemos dando la mano e informando a las personas! Démosle la mano al que esta caído y tendido en el piso... tal vez lo único que le falta a esa persona es información de qué es lo que debe dejar de comer y entender por qué suplementar su alimentación. Ayudemos informando a todo aquel que se cruce por nuestro camino, para que aprenda cómo luchar por su salud, con la única condición de que él también ayude a otras personas.

INTRODUCCIÓN

C uando empecé a suplementar mi alimentación, por mucho tiempo estuve buscando las respuestas a mis interrogantes más constantes, tales como ¿Cuánto tiempo puedo tomar este suplemento?, ¿Qué suplementos puedo recomendarle a una mujer embarazada?, ¿Cuáles son las posibles reacciones secundarias de equis consumo?, ¿Cuáles son los síntomas carenciales de esto otro?... y así, hasta que decidí hacer un pequeño manual que nos brindara toda esa información crucial. Este MANUAL DE LA SALUD NATURAL disipará todas tus dudas. Podrás consumir los suplementos con mayor confianza y conocimiento. Podrás recomendarlos con mayor confianza y aumentarás tu conocimiento sobre los beneficios de cada nutriente. Tu salud y la de tus seres queridos se verá impactada positivamente.

Si un órgano está funcionando en óptimas condiciones, hay pocas posibilidades de que se altere su función, si se le proveen los combustibles adecuados, en el tiempo adecuado y durante un periodo de tiempo adecuado. En la actualidad, la suma de contaminación ambiental, nuestros vicios, nuestros hábitos alimenticios y nuestros casi nulos hábitos de ejercicio, han deteriorado nuestro sistema inmune o sistema de defensa. Esto se traduce en muchos síntomas carenciales y enfermedades virales oportunistas, tales como la gripe común y otras. La rutina y la "comodidad" se han convertido en la base confusa de la forma en que intentamos nutrir nuestro cuerpo y a nuestra familia. Desde que amanece optamos por una comida rápida para nosotros y para nuestros hijos, con tal de que nos alcance el tiempo. Adivinen ¿de qué está cargada esa comida?... sí, de carbohidratos, grasas y proteínas animales; y, como si fuera poco, es muy común que acompañemos esas comidas con jugos llenos de conservantes y edulcorantes artificiales. Una vez terminamos de comer, pensamos ¡ya cumplí! Yo me pregunto ¿con quién cumplimos? y ¿por qué le pongo a mi cuerpo y al cuerpo de mis hijos algo que, con los años, puede desencadenar muchas enfermedades como intolerancia a la insulina, hipercolesterolemia, artritis, diabetes, infarto del miocardio, ateroesclerosis, etc.? Todas estas enfermedades están relacionadas con la obesidad. ¿Por qué no nos tomamos el tiempo necesario para escoger nuestros propios alimentos y garantizar que sean los más sanos?, ¿Por qué no nos tomamos tiempo para aprender cómo suplementar nuestra alimentación con nutrientes? Podemos aumentar, en vez de reducir, nuestros años de vida.

¿POR QUÉ TOMAR SUPLEMENTOS NUTRICIONALES?

La mayoría de las personas piensan que no necesitan vitaminas. Cuando uno les dice que deberían tomar suplementos nutricionales, dan respuestas como estas: "ni que estuviera viejito", "me siento muy bien, como para tomar vitaminas", "no las necesito", "para qué si yo como muy bien", etc., etc. La mayoría de las personas creen tener la justificación para no suplementar, pero la verdad es que lo único que denotan es falta de conocimiento, puesto que todos debemos tomar suplementos nutricionales. Justo ese es el propósito de este pequeño manual de la salud natural, el de compartirle a las personas las razones por las que deberían suplementar su alimentación.

En la actualidad, la mayoría de nosotros, nos hemos descuidado en casi todos los aspectos, el que más consecuencias tiene es el descuido físico; comemos, trabajamos, vemos televisión y dormimos y al siguiente día hacemos lo mismo. Muchos dirán que es cuestión de falta de tiempo, pero seamos un poco drásticos, si no dedicamos ese tiempo que nos queda a planear lo que comemos y a hacer algo de ejercicio, con los años vamos a tener que dedicar tiempo a nuestras enfermedades. En la actualidad la comida que estamos comiendo nos proporciona pocos de los nutrientes que requiere nuestro organismo para permanecer sano. La dieta de la actualidad está cargada en su mayoría de carbohidratos simples, grasas saturadas y proteínas animales y su ingesta permanente y prolongada puede llevarnos poco a poco hacia la enfermedad. Llegamos a creer que la mala alimentación y la deficiente nutrición son un problema de los países desarrollados, pero no debemos confundirnos; los hábitos alimenticios que nos dañan, han invadido tanto a países desarrollados como subdesarrollados. Normalmente el organismo soporta malos hábitos alimenticios y malos hábitos de ejercicio por mucho tiempo, hasta que la acumulación de tantos factores trae consecuencias lamentables para la salud.

La falta prolongada de aporte nutricional, se traduce en síntomas, llamados "carenciales", los cuales, ignorados y potenciados generan enfermedad. En realidad, la mayoría de las enfermedades inician, de este modo, por hábitos insanos sostenidos en el tiempo. Nuestro organismo humano es una creación de Dios tan perfecta que, aun cuando pasemos años dañándolo inconscientemente y a veces conscientemente y aun cuando ya presente síntomas de deterioro, si le aportamos los nutrientes que le faltan, responde muy bien y empieza a funcionar correctamente. Pese a que hayamos logrado una dieta muy buena y balanceada, en la actualidad, comamos lo que comamos, no logramos aportar los nutrientes necesarios a nuestro organismo. La suplementación nutricional ya no es opcional, ahora es una necesidad. Lo es si quieres prevenir muchas enfermedades y envejecer sano.

Hay varias causas por las que hoy ya no logramos aportar todos los combustibles a nuestro organismo aun cuando "comamos bien". Hablemos de las verduras: los mercados desean satisfacer la demanda del producto, en una población creciente. Así como crece la población, la demanda del producto crece cada día más y el granjero en su afán de cubrir la demanda del mercado, busca la forma de producir más producto en menos tiempo. Lo que hace el granjero es acelerar el crecimiento de las verduras que se le demandan, usando productos químicos para lograr el producto en menos tiempo, lo cual mengua el proceso de absorción de minerales del suelo y la formación de todas las vitaminas que podría aportar el alimento. La pregunta del millón es... entonces ¿qué estamos comiendo? Si al cultivo acelerado le agregamos que la cocción degrada algunos micronutrientes de los productos que estemos cocinando, seguramente podríamos empezar a notar porqué debemos tomar vitaminas y minerales.

En el mismo juego de necesidad de satisfacer la demanda, a las frutas les va peor. Para su traslado al mercado les dan un trato especial, tienen que cortarse del árbol o planta, verdes aún, para evitar que se dañen en el trayecto entre granja y mercado, razón por la cual no alcanzan a absorber todos los minerales, ni a formar todas las vitaminas en su interior. Estoy seguro de que ya han notado en su consumo frutas desabridas, sin color y que no saben igual a las frutas que comíamos antes. Una vez que se corta la fruta los micronutrientes se van degradando por oxidación, esto hace que contengan aún menos nutrientes. ¿Entonces ustedes creen que estamos recibiendo todos los nutrientes adecuados con lo que comemos? No ¿verdad?

Hablemos ahora de las tierras de cultivo: así como a un pozo de petróleo se le acaba el petróleo de tanto explotarlo, a las tierras de cultivo se les agotan los micronutrientes por causa de la sobreexplotación y el labrado excesivo. El granjero no sabe o no le importa. Él cumple con sembrar su producto y llevarlo al mercado. Él no sabe si su lechuga lleva toda la vitamina B12 y los minerales que debe llevar. Él la entrega y cobra. Solo cuando empieza a notar que su producto ya no crece al mismo ritmo y que la cantidad por cosecha se ha disminuido, es cuando empieza a buscar la forma de fertilizar la tierra. Entonces se da cuenta de que es caro contratar a un especialista de la tierra y le da prioridad a hacer el tratamiento lo más económico posible, encargándose él mismo de arreglar su terreno para el cultivo. Le hace caso al compadre, a la comadre y al de la tienda donde compra el abono. Ustedes realmente ¿creen que ese terreno de cultivo va a ser tratado correctamente?, ¿creen realmente que en la tienda venden todos los micronutrientes que la tierra formó durante siglos? En realidad, ¿creen que los alimentos sembrados en terrenos usados de manera excesiva en el tiempo, van a llevar todos los micronutrientes que deberían tener? Contéstense estas preguntas.

El aparato digestivo por su parte cumple con absorber los macronutrientes y los micronutrientes que le aportamos nosotros con nuestra dieta. Una pregunta más... ¿crees que tu cuerpo está recibiendo todos los nutrientes que debe recibir para funcionar en óptimas condiciones?, ¿crees que tu cuerpo está recibiendo todos los nutrientes para permanecer sano?, ¿crees que no necesitas tomar vitaminas y minerales?, ¿dónde crees que estás, más cerca de la salud o de la enfermedad? Hay muchos síntomas carenciales, ¿ya los has identificado? ¿te gustaría vivir sin ellos y envejecer sano?

Permíteme hablarte un poco de las carnes. Un pollo que crece en rancho, está listo para su consumo en 3 o 4 meses y sabemos que por la forma en la que crece tiene todos los nutrientes que le son inherentes a su naturaleza. Otra es la historia del pollo que crece en granja, a ese le va peor que a las frutas y a las verduras. Lo hacen crecer entre 4 y 6 semanas y durante 30 días, cada 8 horas, le inyectan dosis de esteroides sintéticos, mezclados con antibióticos y hormonas de crecimiento, para ser vendido en las siguientes 4 semanas. Le ponen alimentos con hormonas de crecimiento, le suministran esteroides y sodio para que retenga líquidos, le racionan antibióticos para que no se enferme y, como crece tan rápido, su sistema inmune no se desarrolla muy bien, luego tienden a morir por cualquier gripe o infección.

Ni propietarios de granjas de pollo, ni sus trabajadores y tampoco sus familias, consumen ese pollo, porque saben cómo se ha producido. Los demás nos comemos el pollo y ¿qué creen? Puesto que la carne del pollo no alcanza a degradar todo lo que le suministraron, nosotros lo adquirimos cuando lo consumimos y los efectos de todas esas hormonas de crecimiento, de los esteroides, del sodio, de las grasas malas que el pollo no alcanza a transformar en ácidos grasos buenos para tu organismo, son las causas de un metabolismo alterado y sus consecuentes enfermedades. Con las carnes de puerco y de res ocurre más o menos lo mismo, aunque puede ser peor. A estas alturas ¿aún consideras que tu organismo está recibiendo los nutrientes que requiere?

¿Qué fue lo que hicimos? O mejor debemos preguntarnos ¿qué dejamos de hacer? Porque en realidad somos responsables, consciente o inconscientemente de nuestros hábitos alimenticios y los de nuestros hijos. Algunas veces por falta de conocimiento, otras por falta de tiempo y en general, por las dos cosas, descuidamos a lo que más amamos, a nuestros hijos y a nuestra salud. Comemos cualquier cosa y hacemos lo mismo con nuestros hijos. No solo les heredamos inconscientemente los hábitos alimenticios sino también las enfermedades que desencadenan esos hábitos de alimentación.

En realidad, no creo que haya un gen que diga que tú vas a padecer diabetes, hay un mal hábito alimenticio heredado inconscientemente. No busquemos culpables, busquemos soluciones a estos problemas… ¿Quién es responsable de las enfermedades de mis hijos?

En la antigüedad un doctor dijo: "que tu comida sea tu medicina" (Hipócrates 460 AC), ¿Qué creen?, era cierto en ese tiempo, pero en la actualidad ya saben ustedes porqué la alimentación no está jugando ningún papel para mantenernos sanos sino todo lo contrario; la comida de hoy nos está enfermando ya sea por excesos de macronutrientes o por carencias de micronutrientes. Ustedes júzguenlo.

Las enfermedades más frecuentes están relacionadas con lo que comemos. Podemos dar muchos ejemplos, pero empecemos por este: el infarto agudo del miocardio. Esta es la causa número uno de muerte en los países desarrollados y en algunos subdesarrollados. Una dieta rica en macronutrientes, grasas, carbohidratos y proteínas animales, son la causa principal, aunque se le unen otros factores que predisponen o aceleran el padecimiento. Definitivamente en la actualidad ya no se cumple la máxima de Hipócrates.

Todas las células del cuerpo funcionan muy bien, si se les proporcionan los combustibles adecuados (nutrientes) y en suficiente cantidad. Estas células hacen funcionar cualquier órgano o tejido correctamente. Por el contrario, factores como poco combustible o combustible de mala calidad, hacen que esas células empiecen a funcionar mal y a su vez el tejido u órgano del cual forman parte, también empiece a funcionar mal o de manera deficiente. Si se prolonga la deficiencia en cantidad y/o calidad, las células disminuyen su función aún más y pueden llegar a detenerse y a sufrir daño severo. Esto se traduce en síntomas, sí, los famosos síntomas carenciales, que mencionaremos más adelante en este manual, los cuales, con el tiempo se convierten en enfermedad.

Pero déjenme darles una buena noticia en medio de tanto drama: el organismo es tan generoso, que aun cuando ya presenta síntomas de deterioro y enfermedades por deficiencias nutricionales, si le aportamos los nutrientes adecuados, responde tan bien que corrige la gran mayoría del daño ocasionado y empieza a funcionar de manera eficiente. Los síntomas se van y las enfermedades se controlan y en su gran mayoría también desaparecen.

Pese a la gran necesidad de suplementación que tenemos, debemos ser muy cuidadosos a la hora de elegir los suplementos o complementos que vamos a consumir. No todas las compañías fabricantes de suplementos nutricionales tienen calidad certificada. La FDA (Food and Drug Administration) no aprueba ni revisa a las compañías que hacen suplementos nutricionales, por lo tanto, algunas compañías no cumplen con la formulación del suplemento; es decir, pueden usar ingredientes como polvo de arroz u otras cosas. Es así que los consumidores no reciben beneficios del producto que consumen y tampoco viven los efectos beneficiosos asociados a ese suplemento.

En mi trayectoria de investigación y prueba, solo he conocido una compañía que tiene buena reputación a nivel mundial, que permite e invita a cualquier universidad o laboratorio a que haga estudios a sus suplementos. Esa compañía es Nutrilite, líder a nivel mundial y que cada año evoluciona sus suplementos, con la finalidad de que sus consumidores experimenten efectos beneficiosos en su organismo.

PREFACIO

Veo con tristeza, con un profundo dolor e impotencia, cómo la gente sigue muriendo por enfermedades tan fáciles de prevenir, a las cuales, hasta hace algunos años, no se les conocía causas ni formas de prevención ¿Qué pasa ahora?... Hoy contamos con muchísima información acerca de cómo prevenir todas las enfermedades, así que esto parece un suicidio masivo. Quieres conocer nietos y bisnietos, pero no eres capaz de informarte sobre qué suplementos nutricionales tomar y mucho menos los beneficios de ayunar al menos un día a la semana. No somos capaces de cambiar los hábitos dañinos que nos enferman.

Observo y siento tristeza cuando veo que las personas no quieren informarse sobre cómo permanecer sanos y asintomáticos. Reina el desinterés y me resulta frustrante saber que somos pocos quienes queremos trabajar por lograr una vida saludable, sin síntomas carenciales, una vida en la que vas a conocer a nietos y bisnietos, viviendo en óptimas condiciones. Esa vida de más de 100 años sí existe y aquí vas a descubrir cómo encontrarla.

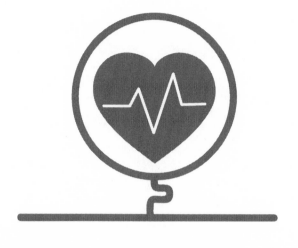

ÍNDICE DE ENFERMEDADES

ENFERMEDADES

1. Acné o barros
2. Agruras o acidez
3. Alergias respiratorias
4. Anemia
5. Artritis
6. Asma
7. Ataque al corazón
8. Calambres musculares
9. Cefalea (dolor de cabeza)
10. Cirrosis hepática
11. Circulación sanguínea
12. Cáncer
13. Colesterol alto
14. Cold sores (fuegos labiales)
15. Colitis
16. Control de peso
17. Demencia senil
18. Depresión
19. Diabetes

20. Dolor de espalda

21. Desintoxicación

22. Enfermedad de encías y dientes

23. Enfermedad de Alzheimer

24. Epilepsia

25. Embarazo

26. Enuresis

27. Estreñimiento

28. Estrés

29. Envejecimiento prematuro

30. Enfermedad de Parkinson

31. Envejecimiento de la piel

32. Espolón calcáneo

33. Falta de apetito o anorexia

34. Falta de peso

35. Fatiga ocular

36. Fatiga crónica

37. Fatiga general

38. Gastritis

39. Gota

40. Hemorroides

41. Hepatitis

42. Herpes

43. Indigestión

44. Infertilidad

45. Insomnio

46. Infarto cardiaco

47. Impotencia sexual

48. Inflamación o edema

49. Lactancia

50. Lupus

51. Manchas del envejecimiento

52. Mareo

53. Memoria

54. Mialgias (dolores musculares)

55. Menopausia

56. Migraña

57. Obesidad

58. Osteoporosis

59. Presión sanguínea alta

60. Problemas de hígado

61. Problemas de próstata

62. Psoriasis

63. Quistes de glándulas mamarias

64. Quistes en matriz

65. Resfriado común

66. Rinitis alérgica

67. Sangrado por nariz (epistaxis)

68. Sensación de llenura

69. Síndrome premenstrual

70. Sistema inmunológico

71. Tiroides

72. Xeroftalmia

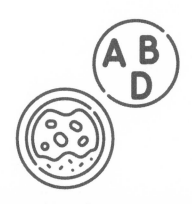

ENFERMEDADES
(GENERALIDADES Y SUPLEMENTOS QUE SE RECOMIENDAN)

ACNÉ (BARROS)

Comúnmente llamados barros o comedones. Son ocasionados por el taponamiento de algunos poros de la piel con polvo, restos de piel o grasa endurecida, que se infectan y se inflaman. Son muy comunes en la piel de las mejillas, aunque pueden salir en todo el cuerpo. Pese a que pueden presentarse en cualquier edad, son más comunes entre los 12 y los 18 años.

Hay algunos nutrientes que podrían ayudar a disminuirlos, sin embargo, antes de iniciar cualquier esquema nutricional, debe asesorarse con su médico familiar o dermatólogo.

1.- Un multivitamínico. una vez al día después del almuerzo o después de la cena (por tiempo indefinido).

2.- Ajo, un comprimido con cada comida.

3.- Betacarotenos, de 3.000 a 15.000 mg al día.

4- Alfacarotenos, de 1 a 3 mg al día.

5.- Vitamina E, 600 ui/día.

6.- Vitamina C, 500 mg con cada comida.

7.- Omega 3, DHA 100 a 200 mg con cada comida. EPA 100 a 200 mg con comidas.

8.- Lecitina, de 100 mg a 1 gramo (g) por día.

Recomendaciones adicionales:

Lavarse la cara con jabón neutro dos o tres veces al día, no comer grasas ni chocolates.

Recomendaciones generales:

- Debe suplementarse hasta que el problema se elimine.
- Después de eliminado el problema debe continuar con el esquema nutricional diseñado para mantenerse sano.
- Se recomienda tomar 3 litros de agua al día, para ayudar al proceso de absorción de los nutrientes.

ACNÉ ROSÁCEO

Más conocida como rosácea, este es un proceso inflamatorio de la piel de la parte central del rostro, que afecta mayormente a personas de raza blanca aunque también aparece en personas de piel oscura. Afecta casi siempre a mayores de 30 años, es muy rara en menores. Es más frecuente en mujeres, pero más severa en varones. Al inicio hay enrojecimiento del área afectada y este puede precipitarse por consumo de alcohol, de algunas bebidas calientes o comidas muy picantes, así como por estímulos emocionales, etc. Aparecen en nariz y mejillas como barros agrupados y enrojecidos. Puede ocasionar problemas en nariz, algo como un aumento del tejido subcutáneo de la nariz. La coloración es persistente. Con el tiempo puede ocasionar problemas en ojos y párpados.

Los siguientes nutrientes podrían ayudar, sin embargo, antes de iniciar cualquier esquema nutricional, debe asesorarse con su médico familiar o dermatólogo:

1.- Un multivitamínico, después del almuerzo o de la cena.

2.- Betacarotenos, de 3.000 a 15.000 mg al día y alfacarotenos, de 1 a 3 mg al día.

3.- Complejo B, 1 cápsula o tableta con cada comida

4.- Vitamina C, 1g con cada comida.

5.- Vitamina E, 600 ui/día.

6.- Omega 3. DHA: 400 a 600 mg con cada comida. EPA: de 400 mg a 1g con cada comida. Vienen juntos.

7.- Enzimas digestivas, 1 sobre o cápsula antes de cada comida. Si lo que comió es rico en grasas, puede tomar una cápsula al terminar de comer.

8.- Fibra. 2 cucharadas soperas en un vaso grande de agua. La fibra debe consumirse 2 horas antes o después de tomar los nutrientes, por que disminuye su absorción si la toma junto con los nutrientes.

Recomendaciones generales:

- Debe suplementarse hasta que el problema se elimine.
- Después de eliminado el problema debe continuar con el esquema nutricional diseñado para mantenerse sano.
- Se recomienda tomar 3 litros de agua al día, para ayudar al proceso de absorción de los nutrientes.

AGRURAS Y/O ACIDEZ

Es la sensación incomoda de regurgitación y ardor o dolor en estómago, cuello y garganta. Estos síntomas se presentan comúnmente después de las comidas y a veces después de tomar un jugo por las mañanas. Puede presentarse también al ingerir comidas grasosas, con irritantes, muy saladas, abundantes o muy condimentadas.

Los siguientes nutrientes podrían ayudar, sin embargo, antes de iniciar cualquier esquema nutricional, debe asesorarse con su médico familiar:

1.- Enzimas digestivas, 1 cápsula al iniciar las comidas.

2.- Vitamina E, 600 ui/día.

3.- Complejo B, una cápsula con cada comida.

4.- Probióticos intestinales, 1 sobre al día, en ayunas.

5.- Un multivitamínico, 1 tableta, una vez al día con el almuerzo o con la cena.

Recomendaciones adicionales:

- Evite las comidas grasosas, saladas y abundantes.
- No debe consumir alcohol, sodas, chile o comidas irritantes.
- El jugo de papa cruda es un excelente neutralizador del ácido gástrico.

Recomendaciones generales:

- Debe suplementarse hasta que el problema se elimine.
- Después de eliminado el problema debe continuar con el esquema nutricional diseñado para mantenerse sano.
- Se recomienda tomar 3 litros de agua al día, para ayudar al proceso de absorción de los nutrientes.

ALERGIAS RESPIRATORIAS

Es una respuesta exagerada del sistema inmunológico a algunos alérgenos como el polvo de la casa, el pelo de algunos animales, el polvo de cama, el frío, el polen de algunas plantas, algún tipo de tela, etc. Hay un sin número de alérgenos que pueden ocasionar la reacción exagerada del sistema inmune. Entre los principales síntomas están: estornudos, salida de moco por nariz, lagrimeo, dificultad al respirar, constipación nasal, conjuntivitis, ardor de ojos, pérdida parcial o total del olfato, tos seca o con flema transparente; cuando se agregan bacterias, puede transformarse en infección de vías respiratorias altas y a veces también afecta bronquios (constricción que puede traducirse en sibilancias al respirar), tipo asma.

Los siguientes nutrientes podrían ayudar, sin embargo, antes de iniciar cualquier esquema nutricional, debe asesorarse con su médico familiar e idealmente consultar a un alergólogo:

1.- Echinacea, 5 tabletas con cada comida el primer día, después seguir con 2 tabletas con cada comida, durante 14 días.

2.- Vitamina c, 1g cada 8 horas, durante las primeras 24 horas y después continuar con 500 mg en cada comida, hasta que remita el problema.

3.- Canela comprimidos, 1 tableta o comprimido con cada comida, (comprimidos de100 a 200 mg)

4.- Ajo, 1 o 2 tabletas con las comidas.

5.- Betacarotenos de 3.000 a 15.000 mg al día.

Alfacarotenos de 1 a 3 mg al día.

6.- Complejo B, 1 cápsula con cada comida.

7.- Un multivitamínico después del almuerzo o de la cena.

Recomendaciones adicionales:

- Se recomienda mucho reposo.
- No tomar lácteos.

Recomendaciones generales:

- Debe suplementarse hasta que el problema se elimine.
- Después de eliminado el problema debe continuar con el esquema nutricional diseñado para mantenerse sano.
- Se recomienda tomar 3 litros de agua al día, para ayudar al proceso de absorción de los nutrientes.

Debe seguir estas recomendaciones hasta que remita el problema. Después se recomienda tomar el esquema diseñado para mantenerse sano.

ANEMIA

Es un padecimiento de la sangre, ocasionado por enfermedades que afectan la absorción de los nutrientes y por consecuencia alteran la producción y la formación de las células sanguíneas en la medula ósea.

Un estudio de la sangre determina si existe o no Anemia. En los hombres hay anemia si la hemoglobina se encuentra menor de 13 MG/DL y en mujeres se diagnostica anemia cuando se detecta la hemoglobina menor de 11 MG/DL.

Entre sus síntomas están: fatiga, sensación de desvanecimiento, pérdida de peso, sudoración nocturna, debilidad, palpitaciones, palidez, lentitud mental, nerviosismo, etc.

Los siguientes nutrientes podrían ayudar, sin embargo, antes de iniciar cualquier esquema nutricional, debe asesorarse con su médico familiar:

1.- Ácido fólico, de 500 a 800 mg por día.

2.- Complejo B, tomar 1 cápsula con cada comida.

3.- Un multivitamínico, después del almuerzo o de la cena.

4.- Milk thistle (silymarin), 1 píldora o cápsula al día.

5.- Vitamina C, 500 mg con cada comida.

6.- Proteína de soya, 3 veces al día (50 g al día).

7.- Enzimas digestivas, 1 cápsula al iniciar cada comida.

8.- Calcio combinado con Magnesio y vitamina D, 1 o 2 cápsulas por comida.

9.- Diente de león, 1 cápsula de 100 a 200 mg, 2 veces al día (No aplica para embarazadas).

10.- Hierro, de 10 a 20 mg por día, por 30 días.

Recomendaciones adicionales:

Se recomienda suplementar con estas indicaciones durante 30 días y hacerse un estudio de sangre para comprobar nuevos niveles de hemoglobina.

Recomendaciones generales:

- Después de mejorada la condición de salud, debe continuar con el esquema nutricional diseñado para mantenerse sano.
- Se recomienda tomar 3 litros de agua al día, para ayudar al proceso de absorción de los nutrientes.

ARTRITIS

Es la inflamación de una o más articulaciones. Afecta sobre todo a las articulaciones de mayor movilidad como rodillas, muñecas, manos, tobillos, brazos, etc.

Entre los principales síntomas están el dolor, la inflamación y la rigidez de la articulación afectada. A veces hay pérdida de la función de la articulación si no se trata a tiempo.

Los siguientes nutrientes podrían ayudar, sin embargo, antes de iniciar cualquier esquema nutricional, debe asesorarse con su médico familiar:

1.- Omega 3. DHA de 450 mg a 1 g (con cada comida).

- EPA de 450 a 1200 mg (con cada comida).

2.- Calcio combinado con Magnesio y vitamina D, 2 tabletas o cápsulas con cada comida.

3.- Glucosamina, tomar 1 tableta de 500 a 800 mg con cada comida.

4.- Vitamina C, tomar 1 g con cada comida.

6.- Complejo B, 1 cápsula con cada comida.

7.- Vitamina D, de 20 a 50 mg con cada comida (de 400 ui hasta 2000 ui).

Recomendaciones adicionales:

- No comer carnes rojas.
- Bajar de peso.
- No ingerir alcohol.
- Usar poca sal en las comidas.
- No consumir grasas

Recomendaciones generales:

- Debe suplementarse hasta que el problema se elimine.
- Después de eliminado el problema debe continuar con el esquema nutricional diseñado para mantenerse sano.
- Se recomienda tomar 3 litros de agua al día, para ayudar al proceso de absorción de los nutrientes.

ASMA

Es una alergia respiratoria severa que compromete los bronquios. Regularmente se presenta en menores de 15 años, aunque puede presentarse a cualquier edad. Esta alergia se caracteriza por la disminución esporádica del calibre de los bronquios de los pulmones y su síntoma principal es la dificultad para respirar, sibilancias al respirar, sensación de pecho apretado, fatiga al respirar, puede presentarse tos seca y puede llegar hasta el desmayo. Estos síntomas pueden presentarse sin motivo aparente, aunque hay factores que pueden desencadenarlos: el ejercicio, el frío, el polvo, el nerviosismo, etc.

Los siguientes nutrientes podrían ayudar, sin embargo, antes de iniciar cualquier esquema nutricional, debe asesorarse con su médico familiar:

1.- Un multivitamínico, después del almuerzo o de la cena.

2.- Echinacea, 5 tabletas con cada comida el primer día y después 2 tabletas con cada comida, durante 10 a 15 días, dependiendo de la remisión del padecimiento.

3.- Vitamina C, 500 mg con cada comida.

4.- Extracto de canela, 1 comprimido con cada comida.

5.- Betacarotenos de 3.000 a 15.000 mg, 2 veces al día.

 - Alfacarotenos de 1 a 3 mg, 2 veces al día

6.- Complejo B, 1 cápsula con cada comida.

Recomendaciones adicionales:

En el caso de menores de 10 años hay que elegir nutrientes diseñados para niños. Debe de traer a la mano su broncodilatador en espray.

Recomendaciones generales:

- Debe suplementarse hasta que el problema se elimine.
- Después de eliminado el problema debe continuar con el esquema nutricional diseñado para mantenerse sano.
- Se recomienda tomar 3 litros de agua al día, para ayudar al proceso de absorción de los nutrientes.

ATAQUE AL CORAZÓN / INFARTO AGUDO DEL MIOCARDIO

El infarto agudo del miocardio es la causa de muerte número uno en la actualidad, en los países desarrollados.

Se presenta cuando hay una obstrucción total de algunas arterias que alimentan al músculo cardiaco. Los infartos pueden ser pequeños o grandes, entre más grande es más letal.

Entre los síntomas de alarma están el dolor del pecho, comúnmente del lado izquierdo, aunque también puede presentarse en el centro del tórax. Este dolor puede irradiarse hacia el brazo izquierdo, hacia la espalda del lado izquierdo y/o hacia el cuello del lado izquierdo. A veces la sensación es la de un piquete, como dolor punzante, a veces se presenta un dolor sordo continuo y progresivo. Los síntomas pueden prologarse por varios días antes de manifestarse como franco infarto.

Los siguientes nutrientes podrían ayudar, sin embargo, antes de iniciar cualquier esquema nutricional, debe asesorarse con su médico familiar:

1.- Omega 3. DHA de 500 mg a 2 g con cada comida.

EPA de 500 mg a 2 g con cada comida.

2.- Ajo, tomar 1 o 2 comprimidos con cada comida.

49

3.- Extracto de té verde, 1 comprimido en la mañana y 1 en la noche. En caso de náuseas al tomarlo como comprimido, tomarlo como té.

4.- Vitamina C, 1 g con cada comida.

5.- Vitamina E, 600 ui/día.

6.- Coenzima Q 10, 1 píldora de 30 a 100 mg por día.

7.- Calcio combinado con Magnesio y Vitamina D, 1 o 2 cápsulas con cada comida.

8.- Complejo B, 1 cápsula con cada comida.

9.- Un multivitamínico antes del almuerzo o de la cena.

Recomendaciones adicionales:

- No consumir grasas
- No alcohol.
- Comer con poca sal
- No consumir harinas.
- No consumir azúcares.
- Ejercicio diario moderado

Estas recomendaciones son válidas tanto a nivel de prevención, como si se encuentra en recuperación del infarto.

Recomendaciones generales:

- Debe suplementarse hasta que el problema se elimine.
- Después de bajar el riesgo de infarto puede seguir consumiendo el esquema diseñado para mantenerse sano.
- Se recomiendan 3 litros de agua al día, para ayudar al proceso de absorción de los nutrientes.

CALAMBRES MUSCULARES

Son contracciones involuntarias de algunos músculos, dolorosas y potentes. Regularmente aparecen después de haber hecho mucho ejercicio o después de haber sudado mucho. Otras causas de calambres musculares son: mala circulación sanguínea, deficiencia de calcio y de magnesio, deficiencia de vitamina E. Son muy frecuentes en personas que hacen mucho ejercicio, en trabajadores y en personas de la tercera edad que tienen problemas de circulación sanguínea en las extremidades. La deficiencia nutricional es una de las principales causas.

Los siguientes nutrientes podrían ayudar, sin embargo, antes de iniciar cualquier esquema nutricional, debe asesorarse con su médico familiar:

1.- Un multivitamínico, después del almuerzo o de la cena.

2.- Calcio combinado con Magnesio y Vitamina D, 1 o 2 tabletas con las comidas. De 1 a 3 g de calcio, por día.

3.- Complejo B, 1 cápsula con cada comida.

4.- Coenzima Q10, tomar de 30 a 100 mg por día

5.- Vitamina E, 600 ui / día.

6.- Omega 3, tomar de 450 a 600 mg con cada comida.

7.- Tomar una bebida con electrolitos (mg. Cloro, Sodio, k)

*Se recomienda tomar estos suplementos hasta que los calambres desaparezcan.

Recomendaciones adicionales

En el momento del calambre, debe tratar de híper extender el músculo involucrado o la extremidad involucrada.

Recomendaciones generales:

- Debe suplementarse hasta que el problema se elimine.
- Después de eliminado el problema debe continuar con el esquema nutricional diseñado para mantenerse sano.
- Se recomienda tomar 3 litros de agua al día, para ayudar al proceso de absorción de los nutrientes.

CEFALEA (DOLOR DE CABEZA)

El dolor de cabeza es un síntoma general muy común, todos alguna vez lo hemos padecido. Regularmente no le damos mucha importancia y tomamos cualquier analgésico, ya que se elimina y nos olvidamos de él. Solo decidimos prestarle atención cuando aumenta en intensidad y frecuencia. El dolor de cabeza puede tener diferentes características en cada padecimiento.

Cefalea por migraña

La migraña puede estar ocasionada por pequeñas dilataciones de algunas arteriolas del cerebro. Estas dilataciones arteriales regularmente son la consecuencia de deficiencias de calcio, magnesio, ácidos grasos, etc.

Tiene una mayor frecuencia en mujeres adultas jóvenes, menores de 50 años y mayores de 30, aunque el problema puede presentarse a cualquier edad. Entre sus síntomas característicos están: la sensibilidad a la luz y al sonido, náuseas y vómito. El dolor puede situarse en un lado o en los dos lados de la cabeza y puede ser pulsátil e intenso. La persona regularmente ya sabe lo que tiene e incluso detectar cuando va a venir el dolor de migraña (aura del dolor).

Los siguientes nutrientes podrían ayudar, sin embargo, antes de iniciar cualquier esquema nutricional, debe asesorarse con su médico familiar:

1.- Un multivitamínico, después del almuerzo o después de la cena.

2.- Calcio combinado con Magnesio y vitamina D, 2 tabletas con cada comida. (calcio de 1 a 3 g al día).

3.- Vitamina C, 500 mg con cada comida.

4.- Coenzima Q10, tomar de 30 a 100 mg por día.

5.- Omega 3, de 450 mg a 1 g por comida.

6.- Fibra, 1 vez al día. 2 horas antes o después de tomar los nutrientes.

7.- 1 tableta con cafeína podría ayudar (cafergot).

Recomendaciones generales:

- Debe suplementarse hasta que el problema se elimine.
- Después de eliminado el problema debe continuar con el esquema nutricional diseñado para mantenerse sano.
- Se recomienda tomar 3 litros de agua al día, para ayudar al proceso de absorción de los nutrientes.

Cefalea por estrés

Es el más frecuente de los dolores de cabeza. Regularmente la persona lo padece a diario o cuando tiene dificultades, problemas o mucho trabajo pendiente. Es continuo, puede ser pulsátil e inicia casi siempre en la nuca o parte de atrás de la cabeza. Puede ceder con técnicas de relajación y con cualquier analgésico.

Los siguientes nutrientes podrían ayudar, sin embargo, antes de iniciar cualquier esquema nutricional, debe asesorarse con su médico familiar:

1.- Un multivitamínico, después del almuerzo o después de la cena.

2.- Calcio combinado con Magnesio y vitamina D, 2 tabletas con cada comida (de 1 a 3 g al día de calcio).

3.- Complejo B, 1 cápsula o tableta con cada comida.

4.- Coenzima Q10, tomar de 30 a 100 mg al día.

5.- Omega 3, tomar de 450 a 600 mg con cada comida.

Recomendaciones generales:

- Debe suplementarse hasta que el problema se elimine.
- Después de eliminado el problema debe continuar con el esquema nutricional diseñado para mantenerse sano.
- Se recomienda tomar 3 litros de agua al día, para ayudar

al proceso de absorción de los nutrientes.

CEFALEA POR PRESIÓN SANGUÍNEA ALTA

El dolor de cabeza aparece en la mañana, en la nuca, pulsátil, intenso y continuo. Generalmente está acompañado por mareos, palpitaciones cardiacas y fatiga. Es común que la persona refiera familiares que sufren de presión sanguínea alta, padezcan diabetes y por lo general son personas con sobrepeso.

Los siguientes nutrientes podrían ayudar, sin embargo, antes de iniciar cualquier esquema nutricional, debe asesorarse con su médico familiar:

1.- Un multivitamínico, después del almuerzo o después de la cena.

2.- Calcio combinado con Magnesio y vitamina D, tomar 2 tabletas o cápsulas con cada comida (de 1 a 3 g por día de calcio.)

3.- Vitamina C, 500 mg con cada comida.

4.- Extracto de té verde, 1 tableta en la mañana y 1 en la noche. Si presenta náuseas con las tabletas, se recomienda tomarlo en té.

5.- Coenzima Q10, de 20 a 100 mg por día.

6.- Omega 3, de 450 a 600 mg con cada comida.

Se recomienda asesorarse con su médico antes de iniciar cualquier esquema nutricional.

Recomendaciones adicionales:

- No comer grasas.
- No tomar alcohol.
- No consumir tabaco.
- No consumir harinas.
- No consumir azúcares.
- Consumir poca sal.
- No consumir carnes rojas.
- Checarse la presión sanguínea todos los días.

Recomendaciones generales:

- Debe suplementarse hasta que el problema se elimine.
- Después de eliminado el problema debe continuar con el esquema nutricional diseñado para mantenerse sano.
- Se recomienda tomar 3 litros de agua al día, para ayudar al proceso de absorción de los nutrientes.

CEFALEA POR FATIGA OCULAR

Suele ser bilateral en la parte frontal, continuo, leve a moderado, presentar ardor de ojos, lagrimeo, comezón y enrojecimiento de ojos, con alteraciones en la visión. Es común que exista el antecedente de problemas de visión y uso de lentes. El paciente por lo general ya tiene el diagnóstico hecho por su médico.

Los siguientes nutrientes podrían ayudar, sin embargo, antes de iniciar cualquier esquema nutricional, debe asesorarse con su médico familiar e idealmente consultar con su oftalmólogo:

1.- Betacarotenos, tomar de 3.000 a 15.000 mg al día.

- Alfacarotenos, tomar de 1 a 3 mg, 2 veces al día.

2.- Vitamina E, 600 ui/día.

3.- Un multivitamínico, después del almuerzo o después de la cena.

4.- Omega 3, tomar de 450 a 600 mg con cada comida.

Recomendaciones adicionales

Se recomienda usar los lentes sugeridos por el optómetra.

Recomendaciones generales:

- Debe suplementarse hasta que el problema se elimine.
- Después de eliminado el problema debe continuar con el esquema nutricional diseñado para mantenerse sano.
- Se recomienda tomar 3 litros de agua al día, para ayudar al proceso de absorción de los nutrientes.

CEFALEA POR APRETAR LAS MANDÍBULAS (LOS DIENTES)

Regularmente la persona no es consciente de que aprieta los dientes todo el tiempo. A veces lo hace por hábito y a veces por estrés. El dolor generalmente inicia después del medio día, por los lados del cráneo y se instala o se queda en las cienes, o sea, adelante de los oídos. El dolor es intenso, continuo y fatigante. Algunas personas refieren que les inicia en los dos lados del cuello y sube hacia los dos lados de la cabeza.

Los siguientes nutrientes podrían ayudar, sin embargo, antes de iniciar cualquier esquema nutricional, debe asesorarse con su médico familiar:

1.- Un multivitamínico, después del almuerzo o después de la cena.

2.- Calcio combinado con Magnesio y vitamina D, 2 tabletas con cada comida (de 1.5 a 3 g por día de calcio).

3.- Complejo b, 1 cápsula con cada comida.

4.- Coenzima Q10, tomar de 20 a 100 mg por día.

5.- Omega 3, tomar de 450 a 600 mg con cada comida.

Recomendaciones adicionales:

La vitamina C (500 mg con cada comida) podría ayudar a disminuir el umbral del dolor. Tomar de 2 a 3 litros de agua al día.

Recomendaciones generales:

- Debe suplementarse hasta que el problema se elimine.
- Después de eliminado el problema debe continuar con el esquema nutricional diseñado para mantenerse sano.
- Se recomienda tomar 3 litros de agua al día, para ayudar al proceso de absorción de los nutrientes.

CEFALEA POR ESFUERZO FÍSICO

El dolor es leve, pulsátil, en todo el cráneo y regularmente aparece con el trabajo o durante el ejercicio.

Los siguientes nutrientes podrían ayudar, sin embargo, antes de iniciar cualquier esquema nutricional, debe asesorarse con su médico familiar:

1.- Un multivitamínico, después del almuerzo o después de la cena.

2.- Calcio combinado con Magnesio y vitamina D, tomar 1 o 2 tabletas con cada comida (de 1.5 a 3 g por día de calcio).

3.- Vitamina C, 500 mg con cada comida.

4.- Complejo B, 1 cápsula con cada comida.

5.- Omega 3, tomar de 450 a 600 mg con cada comida.

Recomendaciones generales:

- Debe suplementarse hasta que el problema se elimine.
- Después de eliminado el problema debe continuar con el esquema nutricional diseñado para mantenerse sano.
- Se recomienda tomar 3 litros de agua al día, para ayudar al proceso de absorción de los nutrientes.

CEFALEA POR SINUSITIS

Por lo general, la persona tiene el antecedente de enfermarse de gripa frecuentemente, desde pequeño. Entre los síntomas están dolor en el rostro, dolor en la frente, febrícula o fiebre baja, pérdida del olfato, a veces dolor de cabeza generalizado o con predominio en frente y rostro, constipación de nariz, dolor a los lados de la nariz, secreción de moco espeso por nariz.

Los siguientes nutrientes podrían ayudar, sin embargo, antes de iniciar cualquier esquema nutricional, debe asesorarse con su médico familiar e idealmente hacer una cita con el otorrinolaringólogo:

1.- Un multivitamínico, después del almuerzo o de la cena.

2.- Ajo, 1 a 2 tabletas con cada comida.

3.- Echinacea, 5 tabletas con cada comida en el primer día y después 2 tabletas con cada comida, durante15 días.

4.- Vitamina C, 500 mg con cada comida.

5.- Multicarotenos: Betacarotenos 3000 a 15000 mg por día y Alfa-carotenos de 1 a 3 mg por día.

6.- Omega 3, de 450 mg a 600 mg con cada comida.

Recomendaciones generales:

- Debe suplementarse hasta que el problema se elimine.
- Después de eliminado el problema debe continuar con el esquema nutricional diseñado para mantenerse sano.
- Se recomienda tomar 3 litros de agua al día, para ayudar al proceso de absorción de los nutrientes.

CEFALEA POR SÍNDROME DE ABSTINENCIA ALCOHÓLICA

Las personas que han tomado alcohol alguna vez, han padecido este tipo de cefalea algunas horas después de dejar de beber, un dolor de cabeza combinado con náuseas, escalofríos, temblores, sensibilidad a la luz, etc.

Los siguientes nutrientes podrían ayudar, sin embargo, antes de iniciar cualquier esquema nutricional, debe asesorarse con su médico familiar:

1.- Tomar jugos de frutas naturales y agua o suero.

2.- Calcio, Magnesio y vitamina D, 3 cápsulas al inicio y después 2 cápsulas con cada comida.

3.- Omega 3, 450 mg a 600 mg con cada comida.

4.- Complejo B, una cápsula con cada comida.

5.- Reposo absoluto.

Recomendaciones generales:

- Debe suplementarse hasta que el problema se elimine.
- Después de eliminado el problema debe continuar con el esquema nutricional diseñado para mantenerse sano.
- Se recomienda tomar 3 litros de agua al día, para ayudar al proceso de absorción de los nutrientes.

CEFALEA POR ABSTINENCIA A LA CAFEÍNA

Este tipo de dolor tiene las mismas características del dolor de cabeza por estrés (inicia en la nuca, pero puede darse generalizado). Es de leve a moderada y resulta al no tomar el café acostumbrado a diario. Dejar de consumir café debe ser un proceso, poco a poco, para evitar el síndrome de abstinencia.

Los siguientes nutrientes podrían ayudar, sin embargo, antes de iniciar cualquier esquema nutricional, debe asesorarse con su médico familiar:

1.- Calcio combinado con Magnesio y vitamina D, 1 o 2 tabletas con las comidas.

2.- Un multivitamínico, después del almuerzo o después de la cena.

3.- Vitamina C, 500 mg con cada comida.

4.- Complejo B, 1 cápsula con cada comida.

5.- Puede tomar cualquier analgésico o café en pequeñas cantidades.

Recomendaciones generales:

- Debe suplementarse hasta que el problema se elimine.
- Después de eliminado el problema debe continuar con el esquema nutricional diseñado para mantenerse sano.
- Se recomienda tomar 3 litros de agua al día, para ayudar al proceso de absorción de los nutrientes.

CEFALEA POR CAMBIOS HORMONALES

El dolor es parecido al de la migraña, se presenta en los lados de la cabeza (unilateral o bilateral), solo que aparece junto con la menstruación. Es muy común.

Los siguientes nutrientes podrían ayudar, sin embargo, antes de iniciar cualquier esquema nutricional, debe asesorarse con su médico familiar:

1.- Calcio combinado con Magnesio y vitamina D, 2 tabletas con cada comida.

2.- Un multivitamínico, después del almuerzo o después de la cena.

3.- Vitamina C, 500 mg con cada comida.

4.- Complejo B, 1 cápsula con cada comida.

5.- Omega 3, de 450 a 600 mg con cada comida.

Recomendaciones generales:

- Debe suplementarse hasta que el problema se elimine.
- Después de eliminado el problema debe continuar con el esquema nutricional diseñado para mantenerse sano.
- Se recomienda tomar 3 litros de agua al día, para ayudar al proceso de absorción de los nutrientes.

CIRROSIS HEPÁTICA

Es una enfermedad inflamatoria del hígado, por virus, consumo de alcohol o de medicamentos. Entre sus síntomas están debilidad, pérdida de peso, náuseas, alteraciones del intestino, fiebre, fatiga, color amarillento de la piel, la esclerótica (área blanca de los ojos), se torna amarilla (ictericia), pérdida de peso, etc.

Los siguientes nutrientes podrían ayudar, sin embargo, antes de iniciar cualquier esquema nutricional, debe asesorarse con su médico familiar:

1.- Milk thistle, 1 píldora en la mañana y 1 en la noche.

2.- Complejo B, 1 cápsula con cada comida.

3.- Vitamina E, 600 ui/día.

4.- Enzimas digestivas, 1 cápsula al iniciar las comidas y si los alimentos ingeridos son muy grasosos, puede tomarse 1 cápsula más al terminar de comer.

5.- Ajo, 1 tableta con cada comida.

6.- Diente de león.......una tableta tres veces al día.

Recomendaciones generales:

- Debe suplementarse hasta que el problema se elimine.
- Después de eliminado el problema debe continuar con el esquema nutricional diseñado para mantenerse sano.
- Se recomienda tomar 3 litros de agua al día, para ayudar al proceso de absorción de los nutrientes.

CIRCULACIÓN SANGUÍNEA

Entre los síntomas de mala circulación sanguínea están: el hormigueo de manos y pies, adormecimiento de los dedos de manos y pies, manos y pies fríos, manos y pies descoloridos o azulosos por falta de riego sanguíneo, pueden formarse úlceras o lesiones en la piel de los pies de difícil cicatrización.

Los siguientes nutrientes podrían ayudar, sin embargo, antes de iniciar cualquier esquema nutricional, debe asesorarse con su médico familiar:

1.- Ajo, 1 comprimido o 2 con cada comida

2.- Omega 3, 450 a 600 mg con cada comida.

3.- Calcio combinado con Magnesio y Vitamina D, 1 o 2 tabletas con cada comida.

4.- Vitamina C, 500 mg con cada comida.

5.- Complejo B, 1 cápsula con cada comida.

6.- Coenzima Q10, de 30 a 100 mg al día.

7.- Vitamina E, 600 ui/día.

8.- Un multivitamínico, antes del almuerzo o antes de la cena.

Recomendaciones generales:

- Debe suplementarse hasta que el problema se elimine.
- Después de eliminado el problema debe continuar con el esquema nutricional diseñado para mantenerse sano.
- Se recomienda tomar 3 litros de agua al día, para ayudar al proceso de absorción de los nutrientes.

CÁNCER

El cáncer es una enfermedad en la que células anómalas se dividen sin control y destruyen los tejidos corporales.

Los nutrientes a continuación pueden usarse a manera de prevención, cuando ya se ha diagnosticado el cáncer y también durante la recuperación de un episodio de cáncer. Todo debe suministrarse bajo la supervisión de su médico. Si se trata de un cáncer de piel, un síntoma puede ser un lunar antiguo o uno nuevo que crece y cambia de color. Cuando se trata de cáncer de colon, su detección puede hacerse a partir de una radiografía con medio de contraste. Un cáncer de matriz puede provocar sangrados sin motivo aparente y flujo fétido. En los resultados de un ultrasonido puede apreciarse un nuevo crecimiento y los quistes son evidentes. Cuando la afección es en el pulmón, se presentan síntomas como tos crónica seca y fatiga al respirar, entre otros. El ultrasonido y los rayos x arrojan un diagnóstico certero. El cáncer de mama por lo general inicia con la aparición de una bolita en una de sus glándulas mamarias y es cuando se recomienda la toma de biopsia. La pérdida de peso es común y rápida en todos los casos de cáncer.

Los siguientes nutrientes podrían ayudar, sin embargo, antes de iniciar cualquier esquema nutricional, debe asesorarse con su médico familiar:

1.- Un multivitamínico, después del almuerzo y después de la cena.

2.- Ajo, 2 comprimidos con cada comida.

3.- Calcio, Magnesio y vitamina D, 1 o 2 tabletas con cada comida.

4.- Vitamina C, 3 a 5 g con cada comida.

5.- Complejo B, 1 cápsula con cada comida.

6.- Coenzima Q10, de 20 a 100 mg al día.

7.- Vitamina E, 600 ui/día.

8.- Multicarotenos: Betacarotenos, de 3.000 a 15.000 mg al día y

Alfacarotenos, de 1 a 3 mg al día.

9.- Perejil (Parsley), uso indicado.

10.- Selenium, de 100 a 200 mg al día.

11.- Omega 3, 100 a 200 mg antes de cada comida.

12.- Enzimas digestivas, 1 tableta antes de cada comida.

13.- Probióticos intestinales, 1 sobre en ayunas con agua.

14.- Proteína vegetal, 50 g al día

15.- Fibra, 3 horas después de cenar.

Recomendaciones adicionales:

Se recomienda tomar los fotoquímicos o Fitonutrientes, que son extractos de plantas, frutas y verduras, tales como: el sulforaphane, presente en el perejil; los bioflavonoides que se encuentran en la cáscara de los cítricos; el genistein, presente en la soya; las índoles que se encuentran en el coliflor; las saponinas que se encuentran en la soya y en las lentejas, etc. Hay miles de estos y se encuentran juntos en un solo producto que puede conseguirse en las tiendas de productos naturales. Se dice que estos fitonutrientes pueden bloquear el cáncer a diferentes niveles.

Recomendaciones generales:

- Debe suplementarse hasta que el problema se elimine.
- Después de eliminado el problema debe continuar con el esquema nutricional diseñado para mantenerse sano.
- Se recomienda tomar 3 litros de agua al día, para ayudar al proceso de absorción de los nutrientes.

COLESTEROL ALTO

Los niveles de colesterol son normales cuando están entre 200 y 239, combinado entre colesterol bueno y malo. El Colesterol llamado bueno es el HDL y sus índices deseados están entre 45 a 90 mg/dl. El Colesterol llamado malo es el LDL y sus indicadores deseados están entre 120 y140 mg/dl.

Los siguientes nutrientes podrían ayudar, sin embargo, antes de iniciar cualquier esquema nutricional, debe asesorarse con su médico familiar:

1. Extracto de té verde, un comprimido con el almuerzo y con la cena o tomarlo como té.

2. Un multivitamínico, después del almuerzo o de la cena.

3. Ajo, un comprimido con cada comida.

4. Vitamina E, 600 ui al día.

5. Vitamina c, 500 mg con cada comida.

6. Omega 3, de100 a 200 mg antes de cada comida.

Recomendaciones adicionales:

- Se recomienda una dieta estricta, baja en grasas, baja en carnes, baja en carbohidratos (harinas, azúcares), baja en sal y/o azúcar.
- No consumir alcohol.

Recomendaciones generales:

- Debe suplementarse hasta que el problema se elimine.
- Después de eliminado el problema debe continuar con el esquema nutricional diseñado para mantenerse sano.
- Se recomienda tomar 3 litros de agua al día, para ayudar al proceso de absorción de los nutrientes.

COLD SORES (FUEGOS EN LOS LABIOS)

Comúnmente llamados fogosos o fuegos labiales, esta condición de los labios es contagiosa por tratarse de un virus. Una vez que te contagias siempre van a estar contigo, aunque puedes evitar que se presenten las vesículas y los síntomas como ardor, comezón, enrojecimiento y a veces, ardor de la mitad del rostro hacia el lado de la boca donde va a brotar el fogoso. Algunas de las causas de estos fuegos son: recibir mucho sol durante el día, desvelo prolongado que debilita tu sistema inmune y fiebre, entre otros. Entonces, con las siguientes recomendaciones, buscamos evitar los factores que provocan su aparición.

Los siguientes nutrientes podrían ayudar, sin embargo, antes de iniciar cualquier esquema nutricional, debe asesorarse con su médico familiar:

1.- Un multivitamínico… después del almuerzo o de la cena.

2.- Vitamina C, 500 mg con cada comida.

3.- Vitamina E, 600 ui al día.

4.- Complejo B, una cápsula con cada comida.

5.- Multicarotenos, betacarotenos de 3.000 a 15.000 mg al día. Alfacarotenos de 1 a 3 mg al día.

Recomendaciones generales:

- Debe suplementarse hasta que el problema se elimine.
- Después de eliminado el problema debe continuar con el esquema nutricional diseñado para mantenerse sano.
- Se recomienda tomar 3 litros de agua al día, para ayudar al proceso de absorción de los nutrientes.

COLITIS

Es la inflamación del intestino grueso. Regularmente se ocasiona por la falta de fibra en la dieta, por una dieta alta en grasa, por comidas muy condimentadas y por estrés. El síntoma más común es dolor en el abdomen bajo, predominantemente del lado izquierdo, también puede presentarse diarrea esporádica y estreñimiento frecuente.

Los siguientes nutrientes podrían ayudar, sin embargo, antes de iniciar cualquier esquema nutricional, debe asesorarse con su médico familiar:

1.- Fibra, 1 cucharada en un vaso de agua grande 2 horas después de la cena.

2.- Enzimas digestivas, 1 o 2 tabletas al inicio de las comidas. Si es muy grasosa se toma 2.

3.- Probióticos intestinales, 1 sobre o comprimido al día en ayunas.

4.- Complejo B, 1 cápsula con cada comida.

5.- Vitamina E, 600 ui al día.

6.- Ajo, 1 comprimido con cada comida.

7.- Un multivitamínico, después de almorzar o después de cenar.

8.- Omega 3, de 100 a 200 mg antes de cada comida.

Recomendaciones adicionales:

- No comer grasas.
- No consumir comidas muy condimentadas.
- Comer cantidades moderadas.
- Poca sal.
- Poco azúcar.
- No chile.
- No estrés.
- Comer frutas, verduras y granos.
- Después de que el problema remita, seguir tomando fibra esporádicamente.

Recomendaciones generales:

- Debe suplementarse hasta que el problema se elimine.
- Después de eliminado el problema debe continuar con el esquema nutricional diseñado para mantenerse sano.
- Se recomienda tomar 3 litros de agua al día, para ayudar al proceso de absorción de los nutrientes.

CONTROL DE PESO

Si la persona creció delgada va a ser más sencillo que baje de peso porque formó menos células de grasa. Los hábitos de ejercicio y los hábitos de comer van a influir mucho en los resultados deseados. Que tus padres y familiares hayan sido o sean obesos, no quiere decir que tú tengas que repetir el patrón. No es la obesidad la que es hereditaria, son los hábitos alimenticios y el gusto por algunas comidas, lo que se pasa de una generación a otra.

Los siguientes nutrientes podrían ayudar, sin embargo, antes de iniciar cualquier esquema nutricional, debe asesorarse con su médico familiar:

1.- Picolinato de cromo, de 50 a 100 Mcg, 30 minutos antes de cada comida.

2.- Extracto de té verde, 1 comprimido con el almuerzo y 1 con la cena. Si le provoca náuseas, cambiarse a un té por la mañana y uno por la noche.

3.- Enzimas digestivas, 1 o 2 tabletas o cápsulas al inicio de las comidas.

4.- Fibra, 1 cucharada en un vaso de agua, 2 horas después de la cena

5.- Vanadio, de 5 a 10 Mcg, 30 minutos antes de cada comida.

6.- Complejo b, 1 cápsula con cada comida.

7.- Vitamina E, 600 ui al día.

8.- Ácidos grasos esenciales (Ácido linoleico), 1 cápsula con cada comida.

9.- Proteína vegetal, 50 gramos al día.

10.- Un multivitamínico, después del almuerzo o de la cena.

Recomendaciones adicionales:

- Ejercicio moderado con aumento gradual diario.
- Seguir una dieta estricta, libre de grasas, carbohidratos, carnes rojas, harinas, etc.

Recomendaciones generales:

- Debe suplementarse hasta que el problema se elimine.
- Después de eliminado el problema debe continuar con el esquema nutricional diseñado para mantenerse sano.
- Se recomienda tomar 3 litros de agua al día, para ayudar al proceso de absorción de los nutrientes.

DEMENCIA SENIL

Entre los síntomas y signos están algunos desórdenes mentales como pérdida de razonamiento lógico, incoordinación verbal, desorientación, falta de memoria, lagunas mentales, etc. Algunos de los factores que lo ocasionan están: el alcoholismo, la drogadicción y en otros casos por edad avanzada, pero el principal factor es la deficiencia nutricional crónica.

Los siguientes nutrientes podrían ayudar, sin embargo, antes de iniciar cualquier esquema nutricional, debe asesorarse con su médico familiar:

1.- Ginkgo biloba, 2 a 3 cápsulas al día

2.- Un multivitamínico, después del almuerzo y de la cena.

3.- Vitamina E, 600 ui por día.

4.- Complejo B, 2 cápsulas con cada comida.

5.- Coenzima Q10, de 20 a 100 mg por día.

6.- Ajo, 1 comprimido con cada comida.

7.- Proteína vegetal, 50 gr al día.

8.- Omega 3, de 100 a 300 MG con cada comida.

Recomendaciones generales:

- Debe suplementarse hasta que el problema se elimine.
- Después de eliminado el problema debe continuar con el esquema nutricional diseñado para mantenerse sano.
- Se recomienda tomar 3 litros de agua al día, para ayudar al proceso de absorción de los nutrientes.

DEPRESIÓN

La depresión es un estado de ánimo que incluye periodos de tristeza, de sueño, de falta de energía, de insomnio, falta de apetito, etc. y puede estar ocasionado por diversos factores. El principal es la carencia nutricional, que se traduce en desequilibrio de la química cerebral. Hay otros factores que pueden ocasionar esta condición, como la obesidad, las relaciones personales, el estado económico, los problemas cotidianos, el estrés, etc.

Los siguientes nutrientes podrían ayudar, sin embargo, antes de iniciar cualquier esquema nutricional, debe asesorarse con su médico familiar:

1.- Un multivitamínico, después del almuerzo o después de la cena.

2.- Complejo B, 1 o 2 cápsulas con cada comida.

3.- Calcio combinado con Magnesio y Vitamina D, 1 o 2 tabletas con cada comida.

4.- Vitamina C, 1 g con cada comida.

5.- Proteína vegetal, 3 veces al día (50 gr al día).

6.- Omega 3, de 100 a 200 mg con cada comida.

7.- Ácido fólico, de 400 a 800 MCG al día

8.- Picolinato de cromo, de 50 a 100 mcg, 30 minutos antes de cada comida.

Recomendaciones generales:

- Debe suplementarse hasta que el problema se elimine.
- Después de eliminado el problema debe continuar con el esquema nutricional diseñado para mantenerse sano.
- Se recomienda tomar 3 litros de agua al día, para ayudar al proceso de absorción de los nutrientes.

DIABETES

En la actualidad se conocen tres tipos de diabetes: La diabetes tipo 1, que es la diabetes que requiere insulina inyectada y que generalmente se presenta en menores de 30 años; la diabetes tipo 2 que no requiere insulina, generalmente padecida por personas mayores de 30 años; y la diabetes gestacional, como su nombre lo indica, la padecen mujeres en estado de embarazo. Esta última es una alerta de que es muy probable que se presente después del embarazo.

Hay tres síntomas/signos que se presentan en el 90% de diabéticos: hambre, sed constantes y orina frecuente y constante. También es muy frecuente que se presente pérdida de peso. Un diabético siempre trae caramelos en su bolsa para subirse la glucosa en caso de que le baje demasiado. Los síntomas de que los niveles de azúcar están bajándose son: mareos, sudoración, confusión, palpitaciones, adormecimiento u hormigueo de los labios, desorientación, visión doble, mucha hambre, temblores generalizados y hasta puede caer en estado de coma si consume algo que eleve su glucosa en sangre.

Los siguientes nutrientes podrían ayudar, sin embargo, antes de iniciar cualquier esquema nutricional, debe asesorarse con su médico familiar:

1.- Picolinato de cromo, de 50 a 100 MCG, media hora antes de cada comida.

2.- Calcio combinado con Magnesio y vitamina D, 2 tabletas con cada comida.

3.- Un multivitamínico, después del almuerzo o de la cena.

4.- Vitamina C, un g con cada comida.

5.- Complejo B, 1 cápsula con cada comida.

6.- Vitamina E, 600 ui por día.

7.- Enzimas digestivas, 1 cápsula al inicio de cada comida.

8.- Omega 3, de 100 a 200 mg antes de cada comida.

9.- Vanadio, de 10 a 15 mg al día.

Recomendaciones adicionales:

Se debe implementar un hábito de ejercicio, una buena dieta, no harinas, no azúcares, poca sal, no grasas, abundante agua, etc.

Recomendaciones generales:

- Debe suplementarse hasta que el problema se elimine.
- Después de eliminado el problema debe continuar con el esquema nutricional diseñado para mantenerse sano.
- Se recomienda tomar 3 litros de agua al día, para ayudar al proceso de absorción de los nutrientes.

DOLOR DE ESPALDA

La mayoría de las personas hemos padecido un dolor de espalda en algún momento de nuestra vida. Este puede ocasionarse por múltiples factores, entre los cuales está el sobrepeso, uno de los más frecuentes, ejercicio físico mal ejecutado, estrés, artritis, colon sucio, desviación de columna, herniación de disco, estreñimiento, problemas de riñones, cálculos en riñones, traumatismo, prostatitis y de manera muy frecuente se ocasiona por trabajo excesivo. La mayoría de las veces las personas saben cuál es la causa de su dolor de espalda.

Los calambres musculares también ocasionan dolor intenso, por la contracción de los músculos de la espalda. Puede llegar a ser muy fuerte y la recomendación es que en ese mismo momento se haga una hiperextensión del brazo, del mismo lado en el que está ocurriendo el calambre y también tratar de estirar el dorso hacia el lado contario del calambre. Mantener el estiramiento hasta que el calambre ceda. Puede tomarse una bebida con electrolitos: cloro, sodio, magnesio, potasio, en un vaso con agua con azúcar y sal.

El dolor de espalda baja puede estar ocasionado por colon sucio, estreñimiento, prostatitis o algún traumatismo.

El dolor por desviación de un disco intervertebral generalmente es continuo y regularmente la persona conoce el diagnóstico. Puede presentar adormecimiento en las extremidades inferiores y/o calambres leves en las extremidades inferiores. Regularmente la persona refiere haber tenido un traumatismo, accidente o haber cargado algo muy pesado.

El dolor de espalda por fatiga es muy conocido y regularmente cede con reposo y descanso.

El dolor de espalda por cálculos en los riñones es un dolor muy intenso, localizado en el borde de las costillas en la espalda, no por delante, el cual se irradia hacia la cadera, el glúteo y la pierna del lado afectado.

El dolor de espalda por cálculos en vesícula biliar regularmente se presenta después de alguna comida abundante, con grasas, muchos condimentos y/o alcohol. Inicia en el borde de costillas, al lado derecho de estómago, es intenso y se irradia hacia la espalda del mismo costado. Generalmente se acompaña de náuseas, vómito y a veces, de escalofrío.

Los siguientes nutrientes podrían ayudar, sin embargo, antes de iniciar cualquier esquema nutricional, debe asesorarse con su médico familiar:

1.- Un multivitamínico, después del almuerzo o de la cena.

2.- Calcio combinado con Magnesio y Vitamina D.- 2 tabletas con cada comida.

3.- Complejo B.- una cápsula con cada comida.

4.- Vitamina C, 500 mg con cada comida.

5.- Glucosamina, de 500 mg a 2 gr por día

6.-Probióticos intestinales. - una cápsula en ayunas.

7.- Enzimas digestivas, 1 cápsula al inicio de las comidas.

8.- Omega 3, de 100 a 200 mg con cada comida.

9.- Fibra, 1 cucharada en un vaso de agua grande, 2 a 3 horas después de cenar.

Recomendaciones generales:

- Debe suplementarse hasta que el problema se elimine.
- Después de eliminado el problema debe continuar con el esquema nutricional diseñado para mantenerse sano.
- Se recomienda tomar 3 litros de agua al día, para ayudar al proceso de absorción de los nutrientes.

DESINTOXICACIÓN

Como todos sabemos la contaminación ambiental es la principal fuente de toxinas que afectan nuestro organismo; el agua, la comida y el aire que respiramos, también tienen contaminantes. Prácticamente todo nuestro entorno contribuye a la contaminación de nuestro cuerpo. Incluso algunos procesos naturales del cuerpo también liberan radicales libres que podrían afectar la salud. Dentro de los contaminantes están microorganismos, metales pesados como el plomo, el mercurio, el aluminio y radicales libres en el aire. La lucha continua en tu interior depende de cómo están tus defensas. Si estas fuertes ganas la batalla diaria, si no, vas a padecer las enfermedades más frecuentes, como enfermedades de vías respiratorias, enfermedades intestinales, manchas en la piel, alergias, etc. Si tu organismo tiene suficientes antioxidantes tampoco va a contaminarse con radicales libres y por lo tanto, permanecerás asintomático y sano.

85

Los siguientes nutrientes podrían ayudar, sin embargo, antes de iniciar cualquier esquema nutricional, debe asesorarse con su médico familiar:

1.- Vitamina C, 500 mg con cada comida.

2.- Complejo B, 1 cápsula con cada comida.

3.- Vitamina E, 600 ui por día.

4.- Ajo, 1 comprimido con cada comida.

5.- Calcio combinado con Magnesio y Vitamina D, 1 o 2 tabletas con cada comida; si es mujer debe tomar 2 con cada comida.

6.- Un multivitamínico, una después del almuerzo o después de la cena.

7.- Enzimas digestivas, 1 cápsula al inicio de las comidas.

8.- Probióticos intestinales, 1 sobre en ayunas.

9.- Omega 3, 100 mg a 200 mg con cada comida.

10.- Fibra, 1 cucharada sopera en un vaso de agua grande 2 a 3 horas después de cenar.

11.- Proteína vegetal, 50 gr al día.

12.- Extracto de semilla de uva, de 200 mg a 1 g al día.

Recomendaciones adicionales:

- Tomar un litro de jugo de manzana al día, el quinto día puede tomar una o 2 cucharadas de aceite de ricino para vaciar el intestino (provoca algunas evacuaciones diarreicas).
- Media hora de ejercicio o más.
- Una buena dieta.

Recomendaciones generales:

- Debe suplementarse hasta que el problema se elimine.
- Después de eliminado el problema debe continuar con el esquema nutricional diseñado para mantenerse sano.
- Se recomienda tomar 3 litros de agua al día, para ayudar al proceso de absorción de los nutrientes.

ENFERMEDADES DE DIENTES Y ENCÍAS

Una higiene deficiente en dientes y encías es un factor importante que predispone a la gingivitis. La carencia de calcio y de vitamina C en la dieta puede afectar los dientes. La carencia de vitamina C es muy común porque no es producida por el hígado en los humanos, solo los animales la producen. Cuando los dientes pierden firmeza en las encías, es decir, cuando se aflojan y las encías sangran, puede evidenciarse falta de vitamina C. La higiene es muy importante pero la causa más frecuente de enfermedades en dientes y encías es la deficiencia en el consumo de Vitamina C.

Los siguientes nutrientes podrían ayudar, sin embargo, antes de iniciar cualquier esquema nutricional, debe asesorarse con su médico familiar y visitar a su dentista con mayor frecuencia:

1.- Vitamina C, de 500 mg a 1 g con cada comida.

2.- Un multivitamínico, después del almuerzo o de la cena.

3.- Calcio combinado con Magnesio y Vitamina D, 1 o 2 tabletas con las comidas.

4.- Complejo B, 1 cápsula con cada comida.

5.- Aseo 3 veces al día, ver a su dentista frecuentemente.

Recomendaciones generales:

- Debe suplementarse hasta que el problema se elimine.
- Después de eliminado el problema debe continuar con el esquema nutricional diseñado para mantenerse sano.
- Se recomienda tomar 3 litros de agua al día, para ayudar al proceso de absorción de los nutrientes.

ENFERMEDAD DE ALZHEIMER

Es una enfermedad crónica, degenerativa del cerebro, que se presenta regularmente en personas mayores de 60 años, pero puede iniciar a menores edades. No solo se degeneran las neuronas sino que se forman placas entre ellas que les impide comunicarse, por lo tanto, se van perdiendo algunas funciones cerebrales como la memoria y el razonamiento lógico. Puede presentarse depresión, pérdida de control de vejiga urinaria, desorientación, deficiencia en el razonamiento lógico, demencia, etc.

La mayoría de las personas y médicos argumentan que esto sucede cuando el paciente "ya está viejito, ya no recuerda nada, es por la edad", pero no todos "los viejitos" la padecen. Sin duda las deficiencias nutricionales, son los factores más acertados, al lado del alcoholismo, la drogadicción, el consumo de mercurio y de aluminio en las comidas. Algunas estadísticas muestran déficit de calcio, de complejo b, de zinc y en general, antecedentes de una dieta sin ácidos grasos esenciales y sin antioxidantes.

Los siguientes nutrientes podrían ayudar, sin embargo, antes de iniciar cualquier esquema nutricional, debe asesorarse con su médico familiar:

1.- Un multivitamínico, después del almuerzo y después de la cena.

2.- Vitamina E, de 600 ui a 1000 ui por día.

3.- Coenzima Q10, de 50 a 100 mg por día.

4.- Ginkgo biloba, 3 comprimidos al día.

5.- Proteína vegetal, 3 veces al día (50 g al día).

6.- Complejo B, 2 cápsulas con cada comida.

7.- Vitamina C, un g con cada comida.

8.- Omega 3, de 200 a 600 mg con cada comida.

9.- Lecitina, de 300 mg a 1 gr al día.

Recomendaciones generales:

- Debe suplementarse hasta que el problema se elimine.
- Después de eliminado el problema debe continuar con el esquema nutricional diseñado para mantenerse sano.
- Se recomienda tomar 3 litros de agua al día, para ayudar al proceso de absorción de los nutrientes.

EPILEPSIA

Es una enfermedad del cerebro que afecta todo el organismo. Puede presentar convulsiones, es decir, contracciones musculares fuertes, repetitivas, acompañadas de fatiga y desmayo; aunque también pueden ser leves y de poca duración y sin pérdida de la conciencia. Esta enfermedad tiene síntomas muy variados. Hay múltiples factores probables que la ocasionan, entre ellos: problemas al nacer, fiebre incontrolada, accidentes, etc.; todos coinciden con un desequilibrio en las descargas eléctricas cerebrales hacia todo el cuerpo.

Aunque regularmente estos trastornos inician en la infancia, pueden darse a cualquier edad. Los suplementos nutricionales pueden ayudar a disminuir tanto la frecuencia como la intensidad de estos ataques o descargas eléctricas.

Los siguientes nutrientes podrían ayudar, sin embargo, antes de iniciar cualquier esquema nutricional, debe asesorarse con su médico familiar:

* Si es un niño se le dan todos los nutrientes para niños.

En adultos se recomienda:

1. Un multivitamínico, después del almuerzo o de la cena.

2. Calcio combinado con Magnesio y vitamina D, 2 tabletas con cada comida

3.- Complejo B, 2 cápsulas con cada comida.

4.- Proteína vegetal, 3 veces al día (50 gr al día)

5.- Coenzima Q10, de 20 a 100 mg al día.

6.- Vitamina C, 1 g con cada comida.

7.- Vitamina E, de 600 a 1000 ui por día.

8.- Enzimas digestivas, 1 cápsula al inicio de las comidas.

9.- Lecitina, de 300 mg a 1 gr al día.

10.- Ginkgo biloba, 3 comprimidos al día.

11.- Omega 3, de 100 a 200 mg antes de cada comida.

Recomendaciones adicionales:

Si el paciente ha detectado algún factor que provoca la crisis, que trate de evitarlo.

Recomendaciones generales:

- Debe suplementarse hasta que el problema se elimine.
- Después de eliminado el problema debe continuar con el esquema nutricional diseñado para mantenerse sano.
- Se recomienda tomar 3 litros de agua al día, para ayudar al proceso de absorción de los nutrientes.

EMBARAZO

El embarazo no es una enfermedad, es un estado fisiológico muy importante, en el que es normal aumentar de 8 a 10 kilos de peso y cuidar la dieta durante este periodo resulta crucial para que el proceso transcurra dentro de la normalidad, para que tanto el bebé como la madre estén en óptimas condiciones y ninguno de los dos aumente más del peso normal. La obesidad del embarazo puede prolongarse hasta después del parto.

Los siguientes nutrientes podrían ayudar, sin embargo, antes de iniciar cualquier esquema nutricional, debe asesorarse con su ginecólogo:

1.- Un multivitamínico, tomarlo después del almuerzo o de la cena.

2.- Calcio combinado con Magnesio y Vitamina D, 1 tableta con cada comida.

3.- Ácido fólico, de 400 a 800 mg al día.

4.- Hierro, de 10 a 20 mg al día.

5.- Complejo B, 1 cápsula con cada comida.

6.- Vitamina C, 500 mg con cada comida.

7.- Proteína vegetal, 50 gr al día.

8.-Coenzima Q10, de 50 a 100 mg al día.

9.- Omega 3, de 100 a 200 mg al día.

Se recomienda no comer grasas, no harinas, no azúcares, poca sal, no alcohol, no nicotina, no comidas abundantes, no drogas.

Adicionalmente tomar de dos a tres litros de agua al día, comer frutas y verduras, comer granos, (no echinacea por que puede provocar aborto). El ejercicio fuerte puede provocar amenaza de aborto.

ENURESIS

Es el acto de orinarse en la cama durante el sueño.

Los siguientes nutrientes podrían ayudar, sin embargo, antes de iniciar cualquier esquema nutricional, debe asesorarse con su médico familiar:

1.- Un multivitamínico, después del almuerzo o después de la cena (masticable de preferencia).

2.- Omega 3, de 100 a 150 mg al día (presentación en gomitas).

3.- Vitamina C, de 100 a 200 mg al día (masticable).

4.- Probióticos intestinales, 1 sobre en ayunas o con fruta o licuado.

* Nota importante. Recomiendo nutrientes diseñados para niños porque son ellos quienes regularmente padecen la Enuresis.

Recomendaciones generales:

- Debe suplementarse hasta que el problema se elimine.
- Después de eliminado el problema debe continuar con el esquema nutricional diseñado para mantenerse sano.
- Se recomienda tomar 3 litros de agua al día, para ayudar al proceso de absorción de los nutrientes.

ESTREÑIMIENTO

Es el endurecimiento de la materia fecal en el intestino y que provoca, la mayoría de las veces, esfuerzo al defecar, ardor en el ano y a veces goteo de sangre al final de la deposición. Entre las causas están la falta de fibra y de líquidos suficientes en la dieta.

Los siguientes nutrientes podrían ayudar, sin embargo, antes de iniciar cualquier esquema nutricional, debe asesorarse con su médico familiar:

1.- Un multivitamínico, después del almuerzo o de la cena.

2.- Ajo, 1 comprimido con cada comida.

3.- Enzimas digestivas, 1 cápsula al inicio de las comidas.

4.- Fibra, 3 veces al día, 2 horas antes o después de los alimentos por que disminuye la absorción de algunos nutrientes.

5.- Complejo B, 1 cápsula con cada comida.

6.- Papaya madura, lo que sea necesario.

7.- Probióticos intestinales, 1 sobre en ayunas.

Recomendaciones adicionales:

Se recomienda comer frutas y verduras. La papaya madura y la ciruela pasa son grandes ayudas para superar el estreñimiento.

Recomendaciones generales:

- Debe suplementarse hasta que el problema se elimine.
- Después de eliminado el problema debe continuar con el esquema nutricional diseñado para mantenerse sano.
- Se recomienda tomar 3 litros de agua al día, para ayudar al proceso de absorción de los nutrientes.

ESTRÉS

Algunas personas refieren no solo tener estrés, ellos dicen tener "escuatro" o "escinco". Perdón, no pude resistir contarles lo que me dijo un paciente y que me provocó mucha risa.

El estrés es un sentimiento de tensión física o emocional, que se genera como reacción del organismo ante un estímulo físico o mental, interno o externo que lo desencadena. El organismo reacciona produciendo adrenalina, eleva su presión sanguínea, eleva la frecuencia cardiaca, aumenta la tensión muscular, altera la digestión, el colon se inflama, el colesterol se eleva y la sangre se vuelve más propensa a coagularse. No voy a mencionar las causas pues son muy conocidas y están relacionadas con frustración, ira o miedos, entre otras. Los síntomas que provoca son: cefalea, pérdida de peso, insomnio, lagunas mentales, alteraciones intestinales, taquicardia, depresión, dolores musculares, ansiedad y hasta cambios en la reproducción celular (cáncer).

Los siguientes nutrientes podrían ayudar, sin embargo, antes de iniciar cualquier esquema nutricional, debe asesorarse con su médico familiar:

1.- Un multivitamínico, después del almuerzo o de la cena.

2.- Complejo B, 1 tableta con cada comida.

3.- Calcio combinado con Magnesio y Vitamina D, 1 o 2 tabletas con cada comida.

4.- Vitamina C, 500 mg con cada comida.

5.- Ajo, 1 comprimido con cada comida.

6.- Omega 3, de 100 a 200 mg con cada comida.

Recomendaciones adicionales:

Se recomienda evitar bebidas con cafeína, eliminar el azúcar y no comer grasas.

Recomendaciones generales:

- Debe suplementarse hasta que el problema se elimine.
- Después de eliminado el problema debe continuar con el esquema nutricional diseñado para mantenerse sano.
- Se recomienda tomar 3 litros de agua al día, para ayudar al proceso de absorción de los nutrientes.

ENVEJECIMIENTO DEL ORGANISMO

Es el deterioro generalizado que sufre nuestro organismo, provocado por el paso de los años, por algunos hábitos dañinos como el alcoholismo, el tabaquismo, por deficiencias nutricionales crónicas, por el estrés, por la exposición a contaminantes, por falta de ejercicio, por mala alimentación, por deficiente hidratación etc. Como ven, hay múltiples factores que influyen al envejecimiento prematuro. Una edad avanzada no tiene que ser sinónimo de enfermedad y mucho menos de tener funciones básicas limitadas, deterioradas o acabadas. Podemos llegar a los 70 u 80 años manteniendo todas nuestras funciones corporales en óptimas condiciones.

Los siguientes nutrientes podrían ayudar, sin embargo, antes de iniciar cualquier esquema nutricional, debe asesorarse con su médico familiar:

1.- Un multivitamínico, después del almuerzo y después de la cena.

2.- Coenzima Q10, de 30 a 100 mg al día.

3.- Vitamina C, 1 g con cada comida.

4.- Omega 3, de 100 a 200 mg al día.

5.- Complejo B, 1 o 2 cápsulas con cada comida.

6.- Betacarotenos de 3,000 mcg a 15.000 mg al día.

Alfacarotenos de 1 a 3 mg al día.

7.- Vitamina E, 600 a 1000 ui al día,

8.- Calcio combinado con Magnesio y Vitamina D, 1 o 2 tabletas con cada comida. 2 si es mujer.

9.- Proteína vegetal, 50 gramos al día.

10.- Lecitina, de 300 mg a 1 g al día.

Recomendaciones adicionales:

Desarrollar hábitos de ejercicio, comer frutas, verduras y granos, no consumir grasas, no harinas, no azúcares, poca sal. La suplementación nutricional es fundamental.

Recomendaciones generales:

- Debe suplementarse hasta que el problema se elimine.
- Después de eliminado el problema debe continuar con el esquema nutricional diseñado para mantenerse sano.
- Se recomienda tomar 3 litros de agua al día, para ayudar al proceso de absorción de los nutrientes.

ENFERMEDAD DE PARKINSON

Es una enfermedad crónico degenerativa que afecta al 1% de la población mayor de 60 años, aunque puede iniciar a menor edad. Se cree que la exposición a pesticidas, herbicidas y desnutrición crónica, son las principales causas del debilitamiento de algunas células del cerebro que son vitales ya que producen algunas sustancias que mantienen sana a la persona. Entre los síntomas están: marcha sin control, temblor leve en los dedos de las manos, rigidez de los músculos, deterioro del habla, babeo, sensación de lentitud al moverse, depresión, demencia.

Los siguientes nutrientes podrían ayudar, sin embargo, antes de iniciar cualquier esquema nutricional, debe asesorarse con su médico familiar:

1.- Complejo B, 2 cápsulas con cada comida.

2.- Vitamina C, 1 g con cada comida.

3.- Un multivitamínico, después del almuerzo y después de la cena.

4.- Omega 3, 200 a 300 mg con cada comida.

5.- Vitamina E, 1000 ui al día.

6.- Coenzima Q10, de 100 a 200 mg al día

7.- Calcio combinado con Magnesio y Vitamina D, 1 o 2 tabletas con cada comida.

8.- Ácido fólico, 800 mcg al día.

9.- Proteína vegetal (50 gr al día).

10.- Hierro, 10 a 20 mg al día.

Recomendaciones adicionales:

No grasas, no harinas, no azúcares, poca sal, implementar un hábito de ejercicio leve.

Recomendaciones generales:

- Debe suplementarse hasta que el problema se elimine.
- Después de eliminado el problema debe continuar con el esquema nutricional diseñado para mantenerse sano.
- Se recomienda tomar 3 litros de agua al día, para ayudar al proceso de absorción de los nutrientes.

ENVEJECIMIENTO PREMATURO DE PIEL

Hay múltiples factores que influyen en el envejecimiento prematuro de la piel, entre ellos: exposición continua al sol sin protección, ejercicio físico a la intemperie, hábitos alimenticios no saludables, estrés, desnutrición, enfermedades, deficiente o nulo cuidado de la piel, deshidratación, edad avanzada etc. Todos estos factores van adelgazando la piel y por ende se forman los surcos más conocidos como líneas de expresión y arrugas, las cuales se van haciendo más profundas cuando estos factores se juntan. Además de que las capas de la piel se adelgazan, también se pierde elasticidad, cambia el color, aparecen pigmentos y pierde consistencia. Muchas de las líneas cosméticas contienen petróleo y grasas animales que también contribuyen al envejecimiento prematuro de la piel.

Los siguientes nutrientes podrían ayudar, sin embargo, antes de iniciar cualquier esquema nutricional, debe asesorarse con su médico familiar:

1.- Primrose oil, tomar 1 cápsula con cada comida.

2.- Betacarotenos de 3.000 a 15.000 mcg al día.

Alfacarotenos de 1 a 3 mg al día.

3.-Un multivitamínico, después de almorzar o después de cenar.

4.- Omega 3, de 100 a 200 mg al día.

5.- Complejo B, 1 cápsula con cada comida.

6.- Vitamina C, 1 g con cada comida.

7.- Proteína vegetal, 50 gr al día.

8.- Vitamina E, 600 a 1000 ui al día.

9.- Lecitina, de 300 mg a 1 g al día.

Recomendaciones adicionales:

Evitar periodos prolongados de exposición al sol, evitar grasas, eliminar azúcar, usar poca sal, no consumir alcohol, no consumir tabaco, hacer ejercicio, comer frutas y verduras.

Recomendaciones generales:

- Debe suplementarse hasta que el problema se elimine.
- Después de eliminado el problema debe continuar con el esquema nutricional diseñado para mantenerse sano.
- Se recomienda tomar 3 litros de agua al día, para ayudar al proceso de absorción de los nutrientes.

ESPOLÓN CALCÁNEO

Es un crecimiento óseo que se desarrolla alrededor del hueso del talón del pie, ocasionado por mala distribución del calcio. A veces se le atribuye al calzado y a la mala posición del pie al pisar. El síntoma principal es dolor punzante en el talón, el cual genera dificultad para caminar. Es más frecuente en personas obesas.

Los siguientes nutrientes podrían ayudar, sin embargo, antes de iniciar cualquier esquema nutricional, debe asesorarse con su médico familiar:

1.- Calcio con Magnesio y Vitamina D, 1 o 2 tabletas con cada comida.

2.- Vitamina C, 500 mg con cada comida.

3.- Omega 3, de 100 a 200 mg con cada comida.

4.- Complejo B, 1 cápsula con cada comida.

5.- Un multivitamínico, después del almuerzo o de la cena.

Recomendaciones generales:

- Debe suplementarse hasta que el problema se elimine.
- Después de eliminado el problema debe continuar con el esquema nutricional diseñado para mantenerse sano.

- Se recomienda tomar 3 litros de agua al día, para ayudar al proceso de absorción de los nutrientes.

FALTA DE APETITO (ANOREXIA)

La falta de apetito es muy común en los menores de edad, pero puede padecerse por cualquier persona en cualquier edad. Los factores que la provocan pueden ser muy variados, entre ellos están: depresión, ansiedad, sensación y temor de engordar, desórdenes psicológicos, otras enfermedades, drogadicción, alcoholismo, etc. Es normal que padezcamos de falta de apetito en algún momento de nuestra vida.

Los siguientes nutrientes podrían ayudar, sin embargo, antes de iniciar cualquier esquema nutricional, debe asesorarse con su médico familiar:

1.- Un multivitamínico, después de almorzar o después de cenar.

2.- Proteína vegetal, 50 g al día.

3.- Complejo B, 1 cápsula con cada comida.

4.- Calcio combinado con Magnesio y Vitamina D, 1 o 2 tabletas con cada comida.

5.- Jugos naturales y ayudarle a sanar la enfermedad que le esté ocasionando la anorexia.

6.- Omega 3, de 100 a 200 mg al día.

7.- Lecitina, de 300 mg a 1 gr al día.

Recomendaciones generales:

- Debe suplementarse hasta que el problema se elimine.
- Después de eliminado el problema debe continuar con el esquema nutricional diseñado para mantenerse sano.
- Se rcomienda tomar 3 litros de agua al día, para ayudar al proceso de absorción de los nutrientes.

FALTA DE PESO

Los siguientes nutrientes podrían ayudar, sin embargo, antes de iniciar cualquier esquema nutricional, debe asesorarse con su médico familiar:

1.- Proteína vegetal, 50 gr al día.

2.- Complejo B, 1 cápsula con cada comida.

3.- Betacarotenos, de 3.000 a 15.000 mcg al día.

 -Alfacarotenos de 1 a 3 mg al día.

4.- Un multivitamínico, después de almorzar y después de cenar.

5.- Vitamina C, 1 g con cada comida.

6.- Probióticos intestinales, 1 sobre o comprimido en ayunas.

7.- Omega 3, de 100 a 200 mg con cada comida.

*Recomendaciones adicionales: Se recomiendan los batidos con proteína.

Recomendaciones generales:

- Debe suplementarse hasta que el problema se elimine.
- Después de eliminado el problema debe continuar con el esquema nutricional diseñado para mantenerse sano.
- Se recomienda tomar 3 litros de agua al día, para ayudar al proceso de absorción de los nutrientes.

XEROFTALMIA O FATIGA OCULAR

Esta es una enfermedad ocular que se produce cuando el ojo no es capaz de producir lágrimas y que, si avanza, puede ocurrir un engrosamiento de la córnea y disminución de la agudeza visual. Los síntomas comunes son ardor de ojos, comezón, lagrimeo u ojos llorosos, a veces visión borrosa y a veces dolor. Esta como muchas otras enfermedades, tiene síntomas carenciales; en este caso ocasionado por falta de vitamina A, multicarotenos, complejo b y luteína. La vitamina C también puede faltar en estos casos.

Los siguientes nutrientes podrían ayudar, sin embargo, antes de iniciar cualquier esquema nutricional, debe asesorarse con su médico familiar:

1.- Betacarotenos de 3.000 a 15.000 mcg al día.

- Alfacarotenos de 1 a 3 mg al día.

2.- Luteína, de 5 a 10 mg al día.

3.- Complejo B, 1 cápsula con cada comida.

4.- Vitamina C, 1 g con cada comida.

5.- Un multivitamínico, después de almorzar o después de cenar.

6.- Proteína vegetal, 50 gr al día.

Recomendaciones adicionales:

Hacer una cita con el oculista para determinar la causa real de los síntomas, pues podría presentar miopía o hipermetropía u otro.

Recomendaciones generales:

- Debe suplementarse hasta que el problema se elimine.
- Después de eliminado el problema debe continuar con el esquema nutricional diseñado para mantenerse sano.
- Se recomienda tomar 3 litros de agua al día, para ayudar al proceso de absorción de los nutrientes.

FATIGA CRÓNICA

Es un síntoma muy común que puede estar ocasionado por múltiples factores. Entre ellos están algunas enfermedades como diabetes, hipotiroidismo, cáncer, depresión, anemia, etc. Las deficiencias nutricionales son una causa muy frecuente de fatiga crónica.

Los siguientes nutrientes podrían ayudar, sin embargo, antes de iniciar cualquier esquema nutricional, debe asesorarse con su médico familiar:

1.- Un multivitamínico, 2 veces al día con almuerzo y cena.

2.- Omega 3, 1 con cada comida.

3.- Proteína vegetal, 3 veces al día (50 gr al día).

4.- Calcio, Magnesio y Vitamina D, 1 o 2 con cada comida.

5.- Complejo B, 1 con cada comida.

6.- Coenzima Q10, 1 con cada comida.

7.- Enzimas digestivas, al iniciar las comidas.

8.- Probióticos intestinales, en ayunas y después de cenar.

9.- Vitamina C, 1 gramo con cada comida.

Recomendaciones adicionales:

Comer frutas, verduras y granos.

Recomendaciones generales:

- Debe suplementarse hasta que el problema se elimine.
- Después de eliminado el problema debe continuar con el esquema nutricional diseñado para mantenerse sano.
- Se recomienda tomar 3 litros de agua al día, para ayudar al proceso de absorción de los nutrientes.

GASTRITIS

La gastritis es la inflamación de la capa interna del estómago. Las causas son variadas, van desde dieta rica en irritantes como chile, condimentos, grasas, alcohol, estrés, coraje o irritabilidad, etc. Hay una bacteria que se llama Elicobacter Pilory que coincide en todas las personas que padecen gastritis. Los síntomas son dolor de estómago alto, o epigastrio, el cual aparece cuando se ingieren comidas con irritantes y también cuando se consumen jugos etc. El dolor puede ir de leve a intenso. Regularmente la persona puede identificar la sensación.

Los siguientes nutrientes podrían ayudar, sin embargo, antes de iniciar cualquier esquema nutricional, debe asesorarse con su médico familiar:

1.- Enzimas digestivas, 1 cápsula al inicio de las comidas.

2.- Probióticos intestinales, 1 sobre en ayunas.

3.- Complejo B, 1 cápsula con cada comida.

4.- Calcio combinado con Magnesio y Vitamina D, 1 tableta con cada comida.

5.- Un multivitamínico, después del almuerzo y/o después de la cena.

Recomendaciones adicionales:

- El jugo de papa con sábila también ofrece excelentes re-sultados.
- En caso de que el problema persista, se recomienda hacer una cita con su gastroenterólogo.
- Se le recomienda que no coma grasas, no carnes rojas, no chile, poca sal, no azúcar, no alcohol, no cigarro, no corajes, no estrés, etc.

Recomendaciones generales:

- Debe suplementarse hasta que el problema se elimine.
- Después de eliminado el problema debe continuar con el esquema nutricional diseñado para mantenerse sano.
- Se recomienda tomar 3 litros de agua al día, para ayudar

al proceso de absorción de los nutrientes.

GOTA

La gota es una forma de artritis caracterizada por dolores agudos, enrojecimiento y sensibilidad en las articulaciones. Es muy conocida y común en los hombres que toman alcohol y comen carnes rojas con mucha frecuencia. El primer síntoma a veces pasa desapercibido, la persona refiere que, algún día, amaneció con un dedo gordo de uno de los dos pies muy hinchado y con dolor. Este es un signo muy característico. El dolor y la inflamación puede avanzar hasta las rodillas, de articulación en articulación, hasta generalizarse, si no se hace nada para curarse. El dolor y la inflamación se producen cuando demasiado ácido úrico se cristaliza y deposita en las articulaciones.

Los siguientes nutrientes podrían ayudar, sin embargo, antes de iniciar cualquier esquema nutricional, debe asesorarse con su médico familiar:

1.- Un multivitamínico, después del almuerzo o después de la cena.

2.- Omega 3, de 100 a 200 mg con cada comida.

3.- Calcio combinado con Magnesio y Vitamina D, 1 tableta con cada comida.

4.- Glucosamina, de 500 mg a 2 g por día.

5.- Vitamina C, 1 g con cada comida.

6.- Complejo B, 1 o 2 tabletas o cápsulas con cada comida.

Recomendaciones adicionales:

Se le recomienda que no coma carnes rojas, no grasas, no alcohol, poca sal, poca azúcar. Si está tomando algún tipo de proteína, que la tome vegetal.

Recomendaciones generales:

- Debe suplementarse hasta que el problema se elimine.
- Después de eliminado el problema debe continuar con el esquema nutricional diseñado para mantenerse sano.
- Se recomienda tomar 3 litros de agua al día, para ayudar al proceso de absorción de los nutrientes.

HEMORROIDES

También conocidas como almorranas, son dilataciones de las venas del ano que provocan incomodidad y sangrado. Se asemejan a las varices de las piernas, solo que se presentan en el ano y pueden ser internas o externas. Son frecuentes en personas que levantan peso, en troqueros, en taxistas, aunque cualquier persona podría padecerlas. Los síntomas son muy variados y dentro de ellos están: ardor continuo en el ano, sangrado al defecar, dolor en el ano al estar sentados y al defecar y comezón. Generalmente, las hemorroides son ocasionadas por distensiones durante los movimientos intestinales, excesivo esfuerzo físico, obesidad o embarazo.

Los siguientes nutrientes podrían ayudar, sin embargo, antes de iniciar cualquier esquema nutricional, debe asesorarse con su médico familiar:

1.- Fibra, 2 horas después de cenar.

2.- Un multivitamínico, después de almorzar.

3.- Omega 3, de 100 a 200 mg al día.

4.- Vitamina C. 1 g con cada comida.

5.- Enzimas digestivas, 1 cápsula al inicio de las comidas.

6.- Probióticos intestinales, 1 sobre en ayunas.

7.- Calcio combinado con Magnesio y Vitamina D, 1 o 2 tabletas con las comidas.

8.- Complejo B, 1 tableta o cápsula con cada comida.

9.- Coenzima Q10, de 20 a 100 mg al día.

10.- Ajo, 1 comprimido con cada comida.

Recomendaciones adicionales:

Usar una pomada localmente con anestésico y/o antiinflamatorio.

Recomendaciones generales:

- Debe suplementarse hasta que el problema se elimine.
- Después de eliminado el problema debe continuar con el esquema nutricional diseñado para mantenerse sano.
- Se recomienda tomar 3 litros de agua al día, para ayudar al proceso de absorción de los nutrientes.

HEPATITIS

Es la inflamación del hígado causada por virus. Un signo característico es que tanto la piel como la esclerótica (área blanca del ojo), se tornan amarillentas. Entre los síntomas están febrícula, cansancio, desvanecimiento, cefaleas, somnolencia, anorexia, náuseas y vómito.

Los siguientes nutrientes podrían ayudar, sin embargo, antes de iniciar cualquier esquema nutricional, debe asesorarse con su médico familiar:

1.- Enzimas digestivas, 1 cápsula al inicio de las comidas.

2.- Coenzima Q10, de 30 a 100 mg al día.

3.- Diente de león, de 100 a 300 mg al día.

4.- Calcio combinado con Magnesio y Vitamina D, de 2 a 3 tabletas con cada comida.

5.- Lecitina, de 300 mg a 1 g al día.

6.- Vitamina C, 1 gramo con cada comida.

7.- Complejo B, 1 cápsula con cada comida.

8.- Omega 3, de 100 a 200 mg con cada comida.

9.- Vitamina E, 600 a 1000 ui por día.

Recomendaciones adicionales:

Se le recomienda reposo absoluto.

Recomendaciones generales:

- Debe suplementarse hasta que el problema se elimine.
- Después de eliminado el problema debe continuar con el esquema nutricional diseñado para mantenerse sano.
- Se recomienda tomar 3 litros de agua al día, para ayudar al proceso de absorción de los nutrientes.

HERPES

Es una enfermedad viral que, una vez se presenta, el virus que la ocasiona se queda para siempre, no obstante, pueden evitarse los molestos síntomas. Por ejemplo, si el herpes es labial, los síntomas son los fogosos. El virus se instala en el cuerpo y se manifiesta ante cambios como baja de defensas, exposición al sol, desvelo o fiebre. Los síntomas son ardor, dolor, comezón y la formación de pequeñas vesículas con líquido, como ampollitas, en un área que puede ser labios genitales o dorso. A veces produce fiebre y desvanecimiento o fatiga. Es una enfermedad transmisible en la etapa de vesículas. El herpes labial puede provocar el herpes genital y viceversa.

Los siguientes nutrientes podrían ayudar, sin embargo, antes de iniciar cualquier esquema nutricional, debe asesorarse con su médico familiar:

1.- Un multivitamínico, después de almorzar o cenar.

2.- Omega 3, de 100 a 200 mg con cada comida.

3.- Betacarotenos, de 3.000 a 15.000 mcg al día.

-Alfacarotenos, de 1 a 3 mg al día.

4.- Vitamina E, 600 ui al día.

5.- Vitamina C, 1 g con cada comida.

6.- Complejo B, 1 cápsula con cada comida.

7.- Lecitina, de 300 mg a 1 gr al día.

Recomendaciones adicionales:

Evitar los factores que provocan el herpes, tales como darse sol en exceso, desvelarse, etc.

Recomendaciones generales:

- Debe suplementarse hasta que el problema se elimine.
- Después de eliminado el problema debe continuar con el esquema nutricional diseñado para mantenerse sano.
- Se recomienda tomar 3 litros de agua al día, para ayudar al proceso de absorción de los nutrientes.

INDIGESTIÓN

En algún momento de nuestra vida hemos tenido algún síntoma de indigestión. Sensación de llenura, dolor abdominal después de comer, presencia de gases, etc. Puede ocurrir que después de una cena, al siguiente día, continúe la sensación de llenura, provocada por la falta de digestión y disminución del vaciamiento gástrico. Comidas ricas en grasas, con muchos condimentos, con mucha sal, muy abundantes o con mucha carne, pueden provocar estos síntomas.

Los siguientes nutrientes podrían ayudar, sin embargo, antes de iniciar cualquier esquema nutricional, debe asesorarse con su médico familiar:

1.- Enzimas digestivas, 1 o 2 cápsulas al inicio de cada comida.

2.- Probióticos intestinales, 1 sobre en ayunas.

3.- Complejo B. 1 cápsula o tableta con cada comida

4.- Ajo, 1 comprimido con cada comida.

5.- Lecitina, de 300 mg a 1 gr por día.

Recomendaciones adicionales:

Se recomienda evitar los alimentos y las bebidas que lo provocan. Un remedio casero muy recomendado es tomar media cucharada de bicarbonato, medio limón y un poco de miel, batido en un vaso de agua y tomado en el momento de los síntomas.

Recomendaciones generales:

- Debe suplementarse hasta que el problema se elimine.
- Después de eliminado el problema debe continuar con el esquema nutricional diseñado para mantenerse sano.
- Se recomienda tomar 3 litros de agua al día, para ayudar al proceso de absorción de los nutrientes.

INFERTILIDAD

Es el término con el que se describe la incapacidad de concebir hijos o llevar un embarazo a término, después de 1 año de sostener relaciones sexuales sin el uso de un método anticonceptivo. Un factor de infertilidad poco considerado en la actualidad, son las carencias nutricionales, las bajas concentraciones de vitaminas, b, c, hierro, e, zinc, ácido fólico, etc., son un factor importante a tener en cuenta. Es importante que la pareja que no ha podido embarazarse se asesore con su médico, hacerse los estudios pertinentes y después contemplar la suplementación.

Los siguientes nutrientes podrían ayudar, sin embargo, antes de iniciar cualquier esquema nutricional, debe asesorarse con su médico familiar:

1.- Un multivitamínico, después del almuerzo y después de la cena.

2.- Vitamina E, de 600 ui a 1000 ui por día.

3.- Complejo B, 1 cápsula con cada comida.

4.- Vitamina C, 1 g con cada comida.

5.- Proteína vegetal, 3 veces al día (50 gr al día).

6.- Selenium, de 100 a 200 mcg al día.

7.- Zinc, de 30 a 50 mg al día.

8.- Omega 3, de 100 mg a 200 mg al día.

9.- Enzimas digestivas, 1 cápsula al iniciar las comidas.

10.- Saw palmetto, de 100 a 500 mg al día.

11.- Probióticos intestinales, 1 sobre en ayunas con jugo o leche o frutas.

Recomendaciones adicionales:

Se recomienda no comer muchos azúcares, no grasas, no harinas, poca sal.

Recomendaciones generales:

- Debe suplementarse hasta que el problema se elimine.
- Después de eliminado el problema debe continuar con el esquema nutricional diseñado para mantenerse sano.
- Se recomienda tomar 3 litros de agua al día, para ayudar al proceso de absorción de los nutrientes.

INSOMNIO

Es la dificultad para conciliar el sueño y/o permanecer dormido en las noches; las causas pueden ser muy variadas: ansiedad, estrés, cafeína, medicinas, estar conectado a dispositivos electrónicos antes de dormir, sedentarismo, enfermedades y algunas deficiencias nutricionales.

Los siguientes nutrientes podrían ayudar, sin embargo, antes de iniciar cualquier esquema nutricional, debe asesorarse con su médico familiar:

1.- Calcio combinado con Magnesio y Vitamina D, 1 tableta con cada comida en hombres y 2 con cada comida en mujeres.

2.- Lúpulo, de 50 mg a 100 mg en la noche.

3.- Complejo B, 1 cápsula con cada comida.

4.- Un multivitamínico, después de almorzar o después de cenar.

5.- Valeriana, de 100 mg a 500 mg por la noche.

6.- Proteína vegetal, 50 gr al día.

Recomendaciones adicionales:

Cenar pocas cantidades y varias horas antes de ir a dormir, porque la digestión puede interferir con el sueño. Usar técnicas que producen sueño.

Recomendaciones generales:

- Debe suplementarse hasta que el problema se elimine.
- Después de eliminado el problema debe continuar con el esquema nutricional diseñado para mantenerse sano.
- Se recomienda tomar 3 litros de agua al día, para ayudar

al proceso de absorción de los nutrientes.

IMPOTENCIA SEXUAL

Es común ese término para calificar la falta de erección del pene en el hombre o la incapacidad para mantener la erección; también es llamada disfunción eréctil. En la mujer, la impotencia sexual se puede presentar con disminución del apetito sexual, dolor asociado al coito o incomodidad.

Los siguientes nutrientes podrían ayudar, sin embargo, antes de iniciar cualquier esquema nutricional, debe asesorarse con su médico familiar:

1.- Un multivitamínico, después del almuerzo o después de la cena.

2.- Coenzima Q10, de 30 a 100 mg al día.

3.- Vitamina E, 600 ui por día o uso indicado en el producto.

4.- Saw palmetto, de 100 a 300 mg al día.

5.- Vitamina C, 500 mg con cada comida.

6.- Complejo B, 1 cápsula con cada comida.

7.- Proteína vegetal, 50 gr al día.

8.- Omega 3, de 100 a 200 mg con cada comida.

Recomendaciones generales:

- Debe suplementarse hasta que el problema se elimine.
- Después de eliminado el problema debe continuar con el esquema nutricional diseñado para mantenerse sano.
- Se recomienda tomar 3 litros de agua al día, para ayudar al proceso de absorción de los nutrientes.

EDEMA (COMÚNMENTE LLAMADA HINCHAZÓN)

Es una inflamación provocada por la acumulación del líquido en los tejidos del cuerpo. Puede ocurrir en diferentes partes del cuerpo como tobillos, piernas, rostro, párpados, manos, etc. Esto provoca aumento de volumen en el área afectada, con dolor o no, con color o no y con aumento de temperatura o sin él. Predomina en determinadas horas del día, dependiendo de la causa del edema. Hay factores múltiples que pueden generar un edema. El edema más común es el de las piernas y es ocasionado principalmente por permanecer mucho tiempo sentado o de pie. Cuando hay obesidad se dificultad el retorno venoso y se desencadena la inflamación de tobillos y piernas. Además de evitar el factor que provoca el edema, se recomienda el uso de medias elásticas y reposo, acostado con los pies un poco más arriba que el cuerpo, ubicando una almohada por debajo las piernas para favorecer el retorno venoso. Algunas veces la hinchazón es unilateral y puede ocurrir por algún traumatismo o por obstrucción de conductos linfáticos o venosos.

Edema por problemas de riñón:

- Predomina en horas de la tarde.
- Afecta tobillos y piernas.
- No duele ni cambia de color.
- Los párpados se inflaman por la mañana.
- Existe el antecedente de enfermedad de riñón.

Edema por problemas de corazón:

- Predomina por la tarde.
- Afecta tobillos y piernas.
- Es doloroso.
- Cambia de color.
- Se pone fibroso.
- Se inflama la parte baja de la espalda si permanecen acostados.

Edema por falta de proteínas:

- Se inflama todo el cuerpo.
- Predomina en rostro y párpados.
- Regularmente se presenta en las mañanas.

- No es doloroso
- Se inflama abdomen.

Edema por hipotiroidismo:

- Se inflaman tobillos y piernas.
- Es común que la hinchazón dure todo el día.
- Los se inflaman.
- Si el edema es crónico, se hace doloroso.
- Existe el antecedente de problemas de tiroides.

Edema o inflamación por alergia:

- Ronchas chicas o grandes.
- Comezón en el área.
- Aumento de calor en el área.
- Enrojecimiento.
- Dolor.
- Hormigueo.

Edema por traumatismo (También podría llamárse inflamación).

- Aumento del color del área
- Edema del área -dolor en el área
- Existen antecedentes del traumatismo

Los suplementos a continuación podrían ayudar a disminuir la inflamación o el edema, pero es necesaria la valoración por su médico familiar para encontrar un diagnóstico.

1.- Un multivitamínico, después del almuerzo o de la cena.

2.- Omega 3, de 100 a 200 mg con cada comida.

3.- Proteína vegetal, 50 gr al día

4.- Complejo B, 1 cápsula con cada comida.

5.- Calcio combinado con Magnesio y Vitamina D, 1 o 2 tabletas con cada comida.

6.- Ajo, 1 comprimido con cada comida.

7.- Vitamina C, 1 gramo con cada comida.

8.-Coenzima Q10----------de 30 MG a 100 MG al día.

Recomendaciones generales:

- Debe suplementarse hasta que el problema se elimine.
- Después de eliminado el problema debe continuar con el esquema nutricional diseñado para mantenerse sano.
- Se recomienda tomar 3 litros de agua al día, para ayudar al proceso de absorción de los nutrientes.

LACTANCIA

La lactancia materna no es una enfermedad, es una forma de alimentación que comienza en el nacimiento y se mantiene hasta los 4 meses de edad, cuando el niño se alimenta a base de leche. Es la forma ideal para aportar a los niños los nutrientes que necesitan para un crecimiento y desarrollo sanos, como ninguna otra leche puede hacerlo.

Los siguientes nutrientes podrían ayudar, sin embargo, antes de iniciar cualquier esquema nutricional, debe asesorarse con su médico familiar:

1.- Calcio combinado con Magnesio y Vitamina D, 2 tabletas con cada comida.

2.- Proteína vegetal, 50 gr al día.

3.-Un multivitamínico, después del almuerzo o después de la cena.

4.- Vitamina C, 500 mg con cada comida.

5.- Complejo B, 1 cápsula con cada comida.

6.- Coenzima Q10, de 30 a 100 mg al día.

Recomendaciones adicionales:

Se recomienda que, a los 4 meses de edad del bebé, se

inicie con comidas suaves como conservas o compotas de frutas y verduras.

Recomendaciones generales:

- Debe suplementarse hasta que el problema se elimine.
- Después de eliminado el problema debe continuar con el esquema nutricional diseñado para mantenerse sano.
- Se recomienda tomar 3 litros de agua al día, para ayudar al proceso de absorción de los nutrientes.

LUPUS

Es una enfermedad inflamatoria crónica, autoinmune, ocasionada por el ataque de los propios anticuerpos del sistema inmune a las células y a diferentes tejidos, de diferentes órganos del cuerpo, incluyendo articulaciones, piel, riñones, corazón, pulmones, vasos sanguíneos y cerebro. El sistema inmune ataca al cuerpo. Es un auto ataque. Es probable que el lupus derive de una combinación de la genética y del entorno.

---1ER TIPO. **Lupus eritematoso sistémico**. Lupus quiere decir lobo, por la apariencia que adquiere la persona en la cara, un sarpullido en mejillas y nariz que le dan la apariencia de cara de lobo. El Lupus ataca la piel, las arterias y venas, las articulaciones y otros tejidos de otros órganos. Casi siempre inicia con fiebre y artritis en los dedos de las manos y un sarpullido rojo en cara. Se pueden presentar ulceras en la boca y puede afectar riñones, pulmones y cerebro.

---2DO TIPO. **Lupus eritematoso discoide.** Es menos severo que el anterior, solo ataca la piel y el cuero cabelludo. Genera pequeñas áreas discoides rojas que se vuelven amarillas y se hace escama, dejando cicatriz; también se presenta el característico eritema (enrojecimiento) en mejillas y nariz.

Los siguientes nutrientes podrían ayudar, sin embargo, antes de iniciar cualquier esquema nutricional, debe asesorarse con su médico familiar:

1.- Un multivitamínico, después del almuerzo o después de la cena.

2.- Calcio combinado con Magnesio y Vitamina D, 1 o 2 tabletas con las comidas.

3.- Proteína vegetal, 50 g al día.

4.- Enzimas digestivas, 1 cápsula al inicio de las comidas.

5.- Vitamina C, 2 g con cada comida.

6.- Complejo B, 1 o 2 cápsulas con cada comida.

7.- Betacarotenos, de 3.000 a 15.000 mcg al día.

8.- Vitamina E, de 600 a 1.000 ui al día.

9.- Ajo, 1 o 2 comprimidos con cada comida.

10.- Probióticos intestinales, 1 sobre o comprimido en ayunas.

11.- Glucosamina, de 500 mg a 2 g al día.

12.- Omega 3, de 100 a 200 mg con cada comida.

13.- Lecitina, de 300 mg a 1 gr al día.

Recomendaciones generales:

- Debe suplementarse hasta que el problema se elimine.
- Después de eliminado el problema debe continuar con el esquema nutricional diseñado para mantenerse sano.
- Se recomienda tomar 3 litros de agua al día, para ayudar al proceso de absorción de los nutrientes.

MANCHAS DEL ENVEJECIMIENTO

Aparecen normalmente en rostro, cuello, antebrazos, dorso de las manos, etc. Son señal visible de acumulación de radicales libres. Aparecen regularmente en personas mayores de 40 años. Entre los factores que las provocan están el sol, la edad, la mala alimentación, la desnutrición, etc.

Los siguientes nutrientes podrían ayudar, sin embargo, antes de iniciar cualquier esquema nutricional, debe asesorarse con su médico familiar:

1.- Un multivitamínico, después del almuerzo o después de la cena.

2.- Vitamina C, 1 g o 2 con cada comida.

3.- Complejo B, 1 cápsula con cada comida.

4.- Betacarotenos, de 3.000 a 15.000 mcg al día.

 -Alfacarotenos, de 1 a 3 mg al día.

5.- Vitamina E, de 600 a 1.000 ui al día

6.- Enzimas digestivas, 1 cápsula al inicio de las comidas.

7.- Probióticos intestinales, 1 sobre o comprimido en ayunas, con jugo, leche o fruta.

8.- Calcio combinado con Magnesio y Vitamina D, 1 tableta con cada comida.

9.- Biotina, de 250 a 1.000 mcg al día.

Recomendaciones generales:

- Debe suplementarse hasta que el problema se elimine.
- Después de eliminado el problema debe continuar con el esquema nutricional diseñado para mantenerse sano.
- Se recomienda tomar 3 litros de agua al día, para ayudar al proceso de absorción de los nutrientes.

MAREO / VÉRTIGO

Es una sensación de movimiento, giratoria, que puede manifestarse interna o externamente. Es un síntoma molesto e incapacitante que la mayoría de la gente ha sentido en algún momento de la vida. Los síntomas son la sensación de que todo da vueltas, siente náuseas y frecuentemente produce vómito. Las causas ocasionados por múltiples factores:

1. Al viajar en lancha o automóvil; puede evitarse con una simple pastilla antes de iniciar el viaje.
2. Al levantarse rápido, luego de estar acostado.
3. Aunque es poco frecuente, también se presenta cuando se tiene mucho sueño.
4. Cuando se fatigan demasiado.
5. Por deficiencias nutricionales.
6. Por falta de líquidos.
7. Por alteraciones del oído interno.
8. Por enfermedades que afectan el sistema del equilibrio.

Los siguientes nutrientes podrían ayudar, sin embargo, antes de iniciar cualquier esquema nutricional, debe asesorarse con su médico familiar:

1.- Un multivitamínico, después del almuerzo o de la cena.

2.- Complejo B, 1 cápsula con cada comida.

3.- Calcio combinado con Magnesio y Vitamina D, 1 o 2 tabletas con cada comida.

4.- Coenzima Q10, de 30 a 100 mg al día.

5.- Vitamina E, de 600 a 1.000 ui al día.

6.- Lecitina. de 300 mg a 1 g al día.

7.- Omega 3, de 100 a 200 mg con cada comida.

Recomendaciones generales:

- Debe suplementarse hasta que el problema se elimine.
- Después de eliminado el problema debe continuar con el esquema nutricional diseñado para mantenerse sano.
- Se recomienda tomar 3 litros de agua al día, para ayudar al proceso de absorción de los nutrientes.

MEMORIA

La mayoría de las personas hemos tenido olvidos momentáneas o temporales, pero la pérdida de memoria es el olvido inusual de hechos recientes, o pasados, o ambos. Se puede presentar de manera frecuente y persistente en personas mayores de 60 años. Algunas personas la relacionan con Alzheimer temprano.

Los siguientes nutrientes podrían ayudar, sin embargo, antes de iniciar cualquier esquema nutricional, debe asesorarse con su médico familiar:

1.- Un multivitamínico, después del almuerzo o después de la cena.

2.- Ginkgo biloba, de 50 a 150 mg al día.

3.- Complejo B, 1 cápsula con cada comida.

4.- Vitamina C, 1 g con cada comida.

5.- Vitamina E, de 600 a 1.000 ui por día.

6.- Coenzima Q10, de 30 a 100 mg al día.

7.- Calcio combinado con Magnesio y Vitamina D, 1 o 2 tabletas con las comidas.

8.- Omega 3, de 200 a 400 mg con cada comida.

* Tomar los nutrientes hasta que desaparezcan los síntomas.

Recomendaciones generales:

- Debe suplementarse hasta que el problema se elimine.
- Después de eliminado el problema debe continuar con el esquema nutricional diseñado para mantenerse sano.
- Se recomienda tomar 3 litros de agua al día, para ayudar al proceso de absorción de los nutrientes.

MIALGIAS (DOLORES MUSCULARES)

Todos hemos padecido en algún momento de nuestra vida un dolor muscular, ya sea por torcedura, traumatismo, ejercicio, deporte, trabajo o incluso por causas que no percibimos o reconocemos. Algunos nutrientes pueden ayudar a disminuir el dolor, a desinflamar el área y a restablecer algunas fibras musculares dañadas o rotas.

Los siguientes nutrientes podrían ayudar, sin embargo, antes de iniciar cualquier esquema nutricional, debe asesorarse con su médico familiar:

1.- Un multivitamínico........- después del almuerzo o de la comida o de la cena.

2.- Vitamina C, 1 a 2 gramos al día.

3.- Calcio combinado con Magnesio y vitamina d.---una o 2 tabletas con las comidas.

4.- Vitamina B, 1 cápsula con cada comida.

5.- Glucosamina, de 500 mg a 2 gr al día

6.- Omega 3, de 100 a 200 mg con cada comida.

Recomendaciones adicionales:

Tratar de evitar lo que le ocasiona el dolor muscular (si acaso conoce qué se lo provoca).

Recomendaciones generales:

- Debe suplementarse hasta que el problema se elimine.
- Después de eliminado el problema debe continuar con el esquema nutricional diseñado para mantenerse sano.
- Se recomienda tomar 3 litros de agua al día, para ayudar al proceso de absorción de los nutrientes.

MENOPAUSIA (CLIMATERIO)

Es un proceso fisiológico normal de las mujeres que inicia entre los 40 y los 50 años de edad. Cuando empieza a disminuir la producción hormonal se presentan un sinnúmero de síntomas generales como: oleadas de calor y/o frío, cambios de temperatura corporal, cambios emocionales y de estados de ánimo repentinos, mareos, dolores de cabeza, irritabilidad o enojos sin razón, depresión o tristeza, etc.

Los siguientes nutrientes podrían ayudar, sin embargo, antes de iniciar cualquier esquema nutricional, debe asesorarse con su médico familiar:

1.- Un multivitamínico, después del almuerzo o de la cena.

2.- Omega 3, de 100 a 200 mg con cada comida.

3.- Calcio combinado con Magnesio y Vitamina D, tomar 2 tabletas con cada comida.

4.- Aceite Primrose, de 1 a 3 cápsulas al día.

5.- Vitamina E, de 600 a 1.000 ui al día.

6.- Complejo B, 1 cápsula con cada comida.

7.- Vitamina C, 1 g con cada comida.

8.- Proteína vegetal, 50 gramos al día.

Recomendaciones generales:

- Debe suplementarse hasta que el problema se elimine.
- Después de eliminado el problema debe continuar con el esquema nutricional diseñado para mantenerse sano.
- Se recomienda tomar 3 litros de agua al día, para ayudar al proceso de absorción de los nutrientes.

MIGRAÑA

Es un dolor de cabeza de origen vascular, relacionado con la dilatación y/o contracción de algunas venas o arterias del cerebro. Es más frecuente en mujeres en edad fértil, pero pueden sufrirlo cualquier persona niño o adulto. El dolor puede iniciar detrás de los oídos y detrás del cráneo y puede extenderse hacia un lado del cráneo; es palpitante, intenso y puede ir acompañado por náuseas, vómito y sensibilidad a la luz. Puede durar de uno a tres días.

Los siguientes nutrientes podrían ayudar, sin embargo, antes de iniciar cualquier esquema nutricional, debe asesorarse con su médico familiar:

1.- Un multivitamínico, después del almuerzo o después de la cena.

2.- Calcio con Magnesio y Vitamina D, uso indicado en el frasco.

3.- Omega 3, de 100 a 200 mg con cada comida.

4.- Vitamina C, de 500 mg a 1 g con cada comida.

5.- Enzimas digestivas, 1 cápsula al inicio de las comidas.

6.- Probióticos intestinales, 1 sobre en ayunas con jugo, leche o fruta.

7.- Fibra, 1 cucharada en un vaso de agua grande, 2 a 3 horas después de cenar

8.- Proteína vegetal, 3 veces al día (50 gr al día).

9.- Cafeína, algún producto con cafeína puede ayudar a disminuir el dolor.

Recomendaciones generales:

- Debe suplementarse hasta que el problema se elimine.
- Después de eliminado el problema debe continuar con el esquema nutricional diseñado para mantenerse sano.
- Se recomienda tomar 3 litros de agua al día, para ayudar al proceso de absorción de los nutrientes.

OBESIDAD

Es la acumulación de grasa en el cuerpo, se calcula el IMC (índice de masa corporal) dividiendo la estatura en cm, elevada al cuadrado en el peso en kg. Por ejemplo, el índice de masa corporal de una persona de 80KG de peso con estatura 162 CM, se calcula así:

(1.62 x 1.62)/80 = 30.48.

La tabla dice:

20-25.......muy bajo riesgo

25-30.......bajo riesgo

30-35.......moderado riesgo

35-40.......alto riesgo

40-45........muy alto riesgo

45-50........riesgo inminente.

Entonces, la persona del ejemplo, que está entre 30 y 35 de IMC, presenta moderado riesgo. El riesgo del que se habla, se refiere a la sensibilidad a sufrir alteraciones por la obesidad, como infarto agudo del miocardio u otras alteraciones cardiovasculares.

Los siguientes nutrientes podrían ayudar, sin embargo, antes de iniciar cualquier esquema nutricional, debe asesorarse con su médico familiar:

1.- Un multivitamínico, después del almuerzo o después de la cena.

2.- Extracto de té verde, de 1 a 3 tabletas al día.

3.- Complejo B, 1 cápsula con cada comida.

4.- Picolinato de cromo, de 50 a 100 mcg, media hora antes de cada comida.

5.- Lecitina, de 300 mg a 1 g al día.

6.- Vitamina E, 600 a 1.000 ui al día.

7.- Proteína vegetal, 50 g al día.

8.- Omega 3, de 100 a 200 mg con cada comida.

9.- Vanadio, de 10 a 15 mcg al día.

Recomendaciones adicionales:

No consumir grasas, no harinas, no sodas, no pan, etc. Desarrollar los mínimos hábitos de ejercicio diario.

Recomendaciones generales:

- Debe suplementarse hasta que el problema se elimine.
- Después de eliminado el problema debe continuar con el esquema nutricional diseñado para mantenerse sano.
- Se recomienda tomar 3 litros de agua al día, para ayudar al proceso de absorción de los nutrientes.

OSTEOPOROSIS (HUESOS POROSOS)

Es un padecimiento crónico degenerativo que afecta en su mayoría a las mujeres mayores de 60 años y su primer síntoma es una fractura. Aunque a veces refieren dolores de huesos, la mayoría de las veces se detecta cuando a partir de una caída se ocasiona una fractura con cierta facilidad. La deficiencia nutricional se ha establecido como causa principal.

Los siguientes nutrientes podrían ayudar, sin embargo, antes de iniciar cualquier esquema nutricional, debe asesorarse con su médico familiar:

1.- Un multivitamínico, después del almuerzo o después de la cena.

2.- Calcio combinado con Magnesio y Vitamina D, de 2 a 3 tabletas con cada comida (hasta 3 g al día).

3.- Vitamina C, 1 o 2 g con cada comida.

4.- Glucosamina, de 300 mg a 1 gr al día.

5.- Proteína vegetal, 50 gr al día.

6.- Omega 3, de 100 a 200 mg con cada comida.

Recomendaciones generales:

- Debe suplementarse hasta que el problema se elimine.
- Después de eliminado el problema debe continuar con el esquema nutricional diseñado para mantenerse sano.
- Se recomienda tomar 3 litros de agua al día, para ayudar al proceso de absorción de los nutrientes.

PRESIÓN SANGUÍNEA ALTA (HIPERTENSIÓN ARTERIAL)

Se le conoce como el asesino silencioso porque no genera síntomas hasta que hay complicaciones.

El corazón es una bomba que tiene que impulsar la sangre hasta el último tejido del cuerpo, por lo tanto, maneja presiones desde 100/60 hasta 160/95 y se considera normal, pero está en el borde superior, casi en hipertensión arterial sistémica crónica. La cifra que todo el mundo conoce como normal es 120/80. Pero el rango es grande. Después de 160/95 se considera presión alta. Hay muchos factores que la elevan: colesterol alto, ateroesclerosis, hormonas, obesidad y el endurecimiento de las arterias y venas. Esta última es la más común junto con el colesterol.

Las carencias nutricionales juegan un papel muy importante aquí, ya que si las células de las arterias no reciben los nutrientes adecuados pierden elasticidad y consecuentemente se eleva la presión sanguínea. El primer síntoma es el dolor de cabeza generalizado, palpitaciones esporádicas, taquicardia o aumento de la frecuencia cardiaca, desmayos o en ocasiones, falta de aire, zumbidos de oídos, pulso acelerado y alteraciones de la visión. Para darle un diagnóstico certero debe de tomársele la presión durante 7 días de la semana y si su presión resulta alta por más de 4 días, se le declara hipertensa.

Los siguientes nutrientes podrían ayudar, sin embargo, antes de iniciar cualquier esquema nutricional, debe asesorarse con su médico familiar:

1.- Un multivitamínico.............- después del almuerzo o después de la cena.

2.- Calcio combinado con Magnesio y Vitamina D, de 2 a 3 tabletas con cada comida (hasta 3 gr al día).

3.- Vitamina . 1 g con cada comida.

4.- Ajo, 1 o 2 tabletas con cada comida.

5.- Coenzima Q10, de 30 a 100 mg al día.

6.- Vitamina E, 600 ui por día.

7.- Omega 3, de 100 a 200 mg con cada comida.

8.- Lecitina, de 300 mg a 1 g al día.

Recomendaciones adicionales:

Se recomienda no consumir grasas, no harinas, no azúcares, poca sal, no alcohol, bajar de peso, bajar su colesterol a menos de 250.

Recomendaciones generales:

- Debe suplementarse hasta que el problema se elimine.

- Después de eliminado el problema debe continuar con el esquema nutricional diseñado para mantenerse sano.
- Se recomienda tomar 3 litros de agua al día, para ayudar al proceso de absorción de los nutrientes.

PROBLEMAS DE HÍGADO

También se llaman problemas hepáticos e incluyen hígado graso, hepatitis, cirrosis, etc. El hígado es el órgano más grande dentro del cuerpo humano y tiene como función digerir los alimentos, almacenar energía y eliminar toxinas. Hay varios tipos de enfermedades, algunas causadas por virus, otras por toxinas o por ingerir demasiado alcohol. También se conocen algunas enfermedades hereditarias.

Los siguientes nutrientes podrían ayudar, sin embargo, antes de iniciar cualquier esquema nutricional, debe asesorarse con su médico familiar:

1.- Milk thistle o cardo mariano (tomarlo como se indica en el frasco).

2.- Vitamina E, 600 ui al día.

3.- Complejo B, 1 cápsula con cada comida.

4.- Un multivitamínico, después del almuerzo o después de la cena.

5.- Coenzima Q10, de 30 a 100 mg al día.

6.- Vitamina C, 1 gramo con cada comida.

7.- Omega 3, de 100 a 200 mg con cada comida.

8.- Diente de león, de 100 a 300 mg por día.

Recomendaciones generales:

- Debe suplementarse hasta que el problema se elimine.
- Después de eliminado el problema debe continuar con el esquema nutricional diseñado para mantenerse sano.
- Se recomienda tomar 3 litros de agua al día, para ayudar al proceso de absorción de los nutrientes.

PROBLEMAS DE PRÓSTATA

7 de cada 10 hombres padecen algún problema de prósta-ta, ya sea hipertrofia, atrofia, cáncer, etc. Entre los síntomas de problemas prostáticos están la dificultad para orinar, dolor al orinar, ardor al orinar, goteo después de orinar, disminución del calibre del chorro de orina, disminución de la potencia del chorro al orinar, etc.

Los siguientes nutrientes podrían ayudar, sin embargo, antes de iniciar cualquier esquema nutricional, debe asesorarse con su médico familiar:

1.- Saw palmetto, de 100 a 300 mg al día.

2.- Complejo b, 1 cápsula con cada comida.

3.- Un multivitamínico, después del almuerzo o después de la cena.

4.- Ajo, 1 o 2 tabletas o comprimidos con cada comida.

5.- Betacarotenos, de 3.000 a 15.000 mcg al día.

6.-Alfacaroteno, de 1 a 3 mg al día.

7.- Vitamina E, de 600 a 1.000 ui al día.

8.- Vitamina C, 1 g con cada comida.

9.- Calcio combinado con Magnesio y Vitamina D, 1 tableta con cada comida.

10.- Fitonutrientes.

11.- Bioflavonoides.

Recomendaciones generales:

- Debe suplementarse hasta que el problema se elimine.
- Después de eliminado el problema debe continuar con el esquema nutricional diseñado para mantenerse sano.
- Se recomienda tomar 3 litros de agua al día, para ayudar al proceso de absorción de los nutrientes.

PSORIASIS

Es una enfermedad de la piel, crónica, autoinmune, que se caracteriza por formar costras rojas en la piel que se descaman y se resecan, dejando cicatriz. Es una hiper producción celular de algunas áreas de la piel, en codos, rodillas, piernas, brazos, cuero cabelludo, orejas, espalda, etc. No es contagiosa. Afecta con más frecuencia a hombres que a mujeres y puede presentarse desde los 15 años en adelante. Se cree que el estrés juega un papel importante en su desarrollo.

Los siguientes nutrientes podrían ayudar, sin embargo, antes de iniciar cualquier esquema nutricional, debe asesorarse con su médico familiar:

1.- Un multivitamínico, después del almuerzo o después de la cena.

2.- Milk thistle, tomarlo de acuerdo a la presentación.

3.- Betacaroteno, de 3.000 a 15.000 mcg al día.

Alfacarotenos, de 1 a 3 mg al día.

4.- Enzimas digestivas, 1 cápsula al inicio de las comidas.

5.- Vitamina E, 600 ui por día.

6.- Complejo B, 1 cápsula con cada comida.

7.- Vitamina C, 1 g con cada comida.

8.- Biotina, de 250 a 1.000 mcg al día.

9.- Calcio combinado con Magnesio y Vitamina D, 2 tabletas con cada comida (hasta 3 g al día).

10.- Omega 3, de 100 a 200 mg con cada comida.

11.- Diente de león, de 100 a 300 mg al día.

Recomendaciones generales:

- Debe suplementarse hasta que el problema se elimine.
- Después de eliminado el problema debe continuar con el esquema nutricional diseñado para mantenerse sano.
- Se recomienda tomar 3 litros de agua al día, para ayudar al proceso de absorción de los nutrientes.

QUISTES EN GLÁNDULAS MAMARIAS

Es la formación de quistes o nódulos, que son sacos llenos de líquido, que se forman dentro de las mamas. Aparecen masas perceptibles al tacto en uno de los pechos. Un quiste mamario generalmente se siente como una uva o un balón lleno de agua, pero a veces se siente firme. Regularmente no da síntomas.

Los siguientes nutrientes podrían ayudar, sin embargo, antes de iniciar cualquier esquema nutricional, debe asesorarse con su médico familiar:

1.- Un multivitamínico, después del almuerzo o de la cena.

2.- Coenzima Q10, de 30 a 100 mg al día.

3.- Vitamina E, 600 ui al día.

4.- Betacarotenos, de 3.000 a 15.000 ui al día.

Alfacarotenos, de 1 a 3 mg al día.

5.- Complejo B, 1 cápsula con cada comida.

6.- Vitamina C, de 1 a 2 g con cada comida.

7.- Naproxen sódico, 500 mg cada 12 horas, durante 5 días.

8.- Selenium, 65 mcg al día (de 100 a 200 mcg al día).

9.- Omega 3, de 100 a 200 mg con cada comida.

10.- Extracto de semilla de uva.

Recomendaciones generales:

- Debe suplementarse hasta que el problema se elimine.
- Después de eliminado el problema debe continuar con el esquema nutricional diseñado para mantenerse sano.
- Se recomienda tomar 3 litros de agua al día, para ayudar al proceso de absorción de los nutrientes.

QUISTES EN MATRIZ

Son pequeños nódulos o bolitas que se le detectan a la persona con ultrasonido en la matriz o útero. Regularmente no generan molestias (o muy pocas) y no resultan perjudiciales. La mayoría de las mujeres en algún momento de su vida desarrollan estas masas y en la mayoría de las ocasiones, desaparecen sin tratamiento médico. Generalmente antes de recomendar algún tratamiento, se ordenan exámenes para determinar el tamaño, si está relleno de líquido, es sólido o mixto.

Los siguientes nutrientes podrían ayudar, sin embargo, antes de iniciar cualquier esquema nutricional, debe asesorarse con su médico familiar o ginecólogo:

1.- Un multivitamínico, después del almuerzo o después de la cena.

2.- Vitamina E, 600 ui por día.

3.- Coenzima Q10, de 30 a 100 mg al día.

4.- Complejo B, 1 cápsula con cada comida.

5.- Vitamina C, de 2 a 3 g con cada comida.

6.- Betacarotenos, de 3.000 a 15.000 mcg al día.

Alfacarotenos, de 1 a 3 mg al día.

DR. ISIDRO CORTÉS ||

7.- Selenium, tomar de 100 a 200 mcg al día.

Recomendaciones generales:

- Debe suplementarse hasta que el problema se elimine.
- Después de eliminado el problema debe continuar con el esquema nutricional diseñado para mantenerse sano.
- Se recomienda tomar 3 litros de agua al día, para ayudar al proceso de absorción de los nutrientes.

RESFRIADO COMÚN (GRIPA)

Es una infección viral del aparato respiratorio, altamente contagiosa y muy común para todo el mundo. El problema es que cada vez ese virus es más fuerte, porque hace cambios en su estructura (mutaciones). Los síntomas son fiebre, dolores musculares, decaimiento, cefalea, anorexia, dolores de huesos, secreción nasal, constipación nasal, etc.

Los siguientes nutrientes podrían ayudar, sin embargo, antes de iniciar cualquier esquema nutricional, debe asesorarse con su médico familiar:

1.- Un multivitamínico, después del almuerzo o de la cena.

2.- Vitamina C, de 2 a 3 g con cada comida.

3.- Ajo, 1 o 2 comprimidos con cada comida.

4.- Echinacea, de 200 a 300 mg con cada comida por 15 días (No aplica para mujeres embarazadas).

5.- Extracto de canela, de 100 a 200 mg con cada comida.

6.- Betacarotenos, de 3.000 a 15.000 mcg al día.

-Alfacarotenos, de 1 a 3 mg al día.

7.- Complejo B, 1 cápsula con cada comida.

Recomendaciones adicionales:

Tomar muchos líquidos, reposo absoluto y aislamiento relativo o absoluto para evitar contagiar a más personas.

Recomendaciones generales:

- Debe suplementarse hasta que el problema se elimine.
- Después de eliminado el problema debe continuar con el esquema nutricional diseñado para mantenerse sano.
- Se recomienda tomar 3 litros de agua al día, para ayudar al proceso de absorción de los nutrientes.

RINITIS ALÉRGICA

Es una reacción alérgica que afecta la mucosa nasal, los ojos y las vías respiratorias altas; también puede afectar senos paranasales. Los síntomas son estornudos, secreción nasal o rinorrea (moco por nariz), comezón en nariz y ojos, lagrimeo y ardor de ojos. Sus causas son variadas y entre ellas se encuentran: exposición al polen, al frío, al polvo de casa, al polvo de alguna tela, a los pelos de algún animal, etc.

Los siguientes nutrientes podrían ayudar, sin embargo, antes de iniciar cualquier esquema nutricional, debe asesorarse con su médico familiar:

1.- Un multivitamínico, después del almuerzo o después de la cena.

2.- Extracto de canela, de 100 a 200 mg con cada comida.

3.- Vitamina C, 1 gramo con cada comida.

4.- Echinacea, de 200 a 300 mg con cada comida.

5.- Ajo, 1 o 2 comprimidos con cada comida.

6.- Betacarotenos, de 3.000 a 15.000 mcg por día.

Alfacarotenos, de 1 a 3 mg por día.

7.- Complejo B, 1 cápsula con cada comida.

Recomendaciones generales:

- Debe suplementarse hasta que el problema se elimine.
- Después de eliminado el problema debe continuar con el esquema nutricional diseñado para mantenerse sano.
- Se recomienda tomar 3 litros de agua al día, para ayudar al proceso de absorción de los nutrientes.

SANGRADO POR NARIZ

El sangrado por nariz o epistaxis es muy común en nuestras comunidades. Las carencias nutricionales, el aire, el sol, el polvo, la temperatura que reseca las mucosas nasales y la presión sanguínea, están dentro de las causas y ocasionan que los vasos sanguíneos de la mucosa nasal se debiliten y se rompan. También cuando los niños se rascan mucho la nariz pueden llegar a sangrar.

Hay algunos nutrientes que podrían ayudar a hacer más resistentes esas venitas de la mucosa nasal, sin embargo, antes de iniciar cualquier esquema nutricional, debe asesorarse con su médico familiar:

1.- Un multivitamínico, después del almuerzo o después de la cena.

2.- Vitamina C, de 250 a 500 mg con cada comida.

3.- Calcio combinado con Magnesio y Vitamina D, 1 tableta con cada comida (1.5 g al día).

4.- Complejo B, 1 cápsula con cada comida.

5.- Proteína vegetal, 50 g al día.

Recomendaciones adicionales:

Al momento del sangrado hacer presión en los 2 lados de la nariz, durante un minuto (permitiendo la respiración por la boca), hasta que mengüe o cese el sangrado. Si es una persona adulta que sufre de la presión sanguínea alta, se hace la misma maniobra y se le debe suministrar medicamento para bajar su presión sanguínea.

Recomendaciones generales:

- Debe suplementarse hasta que el problema se elimine.
- Después de eliminado el problema debe continuar con el esquema nutricional diseñado para mantenerse sano.
- Se recomienda tomar 3 litros de agua al día, para ayudar al proceso de absorción de los nutrientes.

SENSACIÓN DE LLENURA

Regularmente 2 a tres horas después de una comida, ya no debe haber sensación de llenura, pero hay personas que se mantienen sofocados o embarrados horas después. Incluso algunos dicen, cené y aún me sentía lleno por la mañana. Muchas de las veces las enzimas digestivas del aparato digestivo están deficientes.

Los siguientes nutrientes podrían ayudar, sin embargo, antes de iniciar cualquier esquema nutricional, debe asesorarse con su médico familiar:

1.- Enzimas digestivas, 1 cápsula al inicio de las comidas.

2.- Probióticos intestinales, 1 sobre en ayunas.

3.- Vitamina E, 600 ui al día.

4.- Complejo B, 1 cápsula con cada comida.

5.- Un multivitamínico, después del almuerzo o de la cena.

6.- Lecitina, de 300 mg a 1 g al día.

7.- Ajo, 1 tableta o comprimido con cada comida.

Recomendaciones adicionales:

Se les recomienda no comer grasas, no chile o irritantes, no comidas condimentadas, no comidas abundantes, no harinas, poca sal, no azúcares. No cenar grandes cantidades ni muy tarde.

Recomendaciones generales:

- Debe suplementarse hasta que el problema se elimine.
- Después de eliminado el problema debe continuar con el esquema nutricional diseñado para mantenerse sano.
- Se recomienda tomar 3 litros de agua al día, para ayudar al proceso de absorción de los nutrientes.

SÍNDROME MENSTRUAL

Es un conjunto de signos y síntomas que se presentan algunos días, generalmente entre la ovulación y la menstruación. Entre ellos están: dolor abdominal, cefalea, temperatura alta, cambios emocionales, fatiga, malestar general, desvanecimiento, dolores musculares, etc.

Los siguientes nutrientes podrían ayudar, sin embargo, antes de iniciar cualquier esquema nutricional, debe asesorarse con su médico familiar:

1.- Calcio combinado con Magnesio y Vitamina D, 1 o 2 tabletas con cada comida (de 1.5 a 2 g al día)

2.- Un multivitamínico, después del almuerzo o de la cena.

3.- Complejo B, 1 cápsula con cada comida.

4.- Vitamina C, 500 mg con cada comida.

5.- Vitamina E, 600 ui al día.

6.- Betacarotenos, de 3.000 a 15.000 mcg al día.

Alfacarotenos, de 1 a 3 mg al día.

7.- Primrose oil, de 1 a 3 cápsulas al día.

Recomendaciones generales:

- Debe suplementarse hasta que el problema se elimine.
- Después de eliminado el problema debe continuar con el esquema nutricional diseñado para mantenerse sano.
- Se recomienda tomar 3 litros de agua al día, para ayudar al proceso de absorción de los nutrientes.

SISTEMA INMUNOLÓGICO

Son células sanguíneas que sirven como sistema de defensa del organismo, contra factores internos y externos. Cuando se deprime este sistema, el organismo está más propenso a sufrir toda clase de enfermedades.

Hay algunos nutrientes que podrían ayudar a mantener este sistema potente y haciendo su función, sin embargo, antes de iniciar cualquier esquema nutricional, debe asesorarse con su médico familiar:

1.- Un multivitamínico, después del almuerzo o de la cena.

2.- Vitamina C, 1 g con cada comida

3.- Complejo B, 1 cápsula con cada comida.

4.- Vitamina E, 600 ui al día.

5.- Betacarotenos, de 3.000 a 15.000 mcg al día.

Alfacarotenos, de 1 a 3 mg al día.

6.- Proteína vegetal, 50 g al día.

7.- Coenzima Q10, de 30 a 100 mg al día.

8.- Echinacea, de 200 a 300 mg con cada comida por 15 días.

9.- Omega 3, de 100 a 200 mg con cada comida.

10.- Fitonutrientes o fotoquímicos.

11.- Bioflavonoides.

Recomendaciones generales:

- Debe suplementarse hasta que el problema se elimine.

- Después de eliminado el problema debe continuar con el esquema nutricional diseñado para mantenerse sano.
- Se recomienda tomar 3 litros de agua al día, para ayudar al proceso de absorción de los nutrientes.

TIROIDES (HIPOTIROIDISMO O HIPERTIROIDISMO)

El hipertiroidismo se manifiesta con aumento del metabolismo celular, calor, palpitaciones, nerviosismo, pérdida de peso excesivo, fatiga, irritabilidad, a veces engrosamiento del cuello y ojos saltones o exoftalmos, frecuencia respiratoria rápida e intolerancia al calor.

El hipotiroidismo se manifiesta con sensación de desvanecimiento, intolerancia al frío, piel fría y escamosa, tendencia al sobrepeso, somnolencia, fatiga, frecuencia cardiaca lenta, frecuencia respiratoria lenta e intolerancia al frío. La tiroides juega un papel muy importante en el metabolismo celular, por lo tanto, en la forma de quemar las calorías.

Hay algunos nutrientes que podrían ayudar a regular su funcionamiento, sin embargo, antes de iniciar cualquier esquema nutricional, debe asesorarse con su médico familiar:

1.- Un multivitamínico, después del almuerzo o después de la cena.

2.- Complejo B, 1 cápsula con cada comida.

3.- Vitamina C, 500 mg con cada comida.

4.- Calcio combinado con Magnesio y Vitamina D, 1 o 2 tabletas con cada comida.

5.- Vitamina E, 600 ui al día.

6.- Proteína vegetal, 600 ui al día.

7.- Omega 3, de 100 a 200 mg con cada comida.

Recomendaciones adicionales:

- No consumir grasas, no azúcares, no harinas, no frituras, no alcohol
- Comer frutas, verduras y granos.

Recomendaciones generales:

- Debe suplementarse hasta que el problema se elimine.
- Después de eliminado el problema debe continuar con el esquema nutricional diseñado para mantenerse sano.
- Se recomienda tomar 3 litros de agua al día, para ayudar al proceso de absorción de los nutrientes.

XEROFTALMIA

Es una enfermedad de los ojos que ocasiona un engrosamiento de la córnea y disminución de la agudeza visual. Sus síntomas son: resequedad de ojos, ojos llorosos, ardor de ojos, lagrimeo, comezón, sensibilidad a la luz. Los factores que lo provocan pueden ser muy variados, pero el más importante es la carencia nutricional. También puede provocar xeroftalmia la exposición al sol, al polvo, al aire y a temperaturas cambiantes.

Los siguientes nutrientes podrían ayudar, sin embargo, antes de iniciar cualquier esquema nutricional, debe asesorarse con su médico familiar:

1.- Betacarotenos, de 3.000 a 15.000 mcg al día.

Alfacarotenos, de 1 a 3 mg al día.

2.- Complejo B, 1 cápsula con cada comida.

3.- Vitamina C, 1 g con cada comida.

4.- Vitamina E, de 600 a 1.000 ui por día.

5.- Un multivitamínico, después del almuerzo o de la cena.

6.- Luteína, de 5 a 10 mg al día.

Recomendaciones adicionales:

Tratar de evitar los factores externos que afectan los ojos (polvo, aire, temperaturas altas, etc.).

Recomendaciones generales:

- Debe suplementarse hasta que el problema se elimine.
- Después de eliminado el problema debe continuar con el esquema nutricional diseñado para mantenerse sano.
- Se recomienda tomar 3 litros de agua al día, para ayudar al proceso de absorción de los nutrientes.

CONCEPTO DE NUTRICIÓN Y NUTRIENTES

NUTRICIÓN

Es el proceso de ingestión, digestión, absorción, distribución y utilización de los nutrientes en el cuerpo. Los nutrientes son substancias que le proporcionan estructura y energía al organismo y le ayudan en las funciones a órganos y sistemas. Los alimentos deberían proporcionar todos los nutrientes al organismo, sin embargo, los alimentos que consumimos en la actualidad no logran ese objetivo.

NUTRIENTES

Macronutrientes

- Carbohidratos
- Grasas
- Proteínas

Micronutrientes

- Vitaminas
- Minerales
- Fitonutrientes

Agua

De todos los macronutrientes, debemos escoger los más saludables para el organismo.

Carbohidratos simples (DE CADENA CORTA): Fructosa, sacarosa, lactosa.

Carbohidratos complejos (DE CADENA LARGA): Fibras, vegetales, granos, y almidones.

CARBOHIDRATOS

Proporcionan 4 calorías por gramo. Son la principal fuente de glucosa sanguínea. Proporcionan la energía que el cuerpo requiere. Cuando ingerimos más carbohidratos de los que el cuerpo requiere, una parte se almacena como grasa. Las mejores fuentes de carbohidratos son las frutas, los vegetales, los granos y las semillas. La leche y sus subproductos son las únicas fuentes de carbohidratos de origen animal.

Los carbohidratos simples o de cadena corta, son conocidos como azúcares:

- Fructosa. Azúcar de la fruta.
- Sacarosa. Azúcar de la caña o de mesa.
- Lactosa. Azúcar de la leche.

Los productos muy refinados, actúan como carbohidratos simples, se convierten en glucosa muy rápido (índice glicémico alto). Los carbohidratos complejos o de cadena larga, se convierten en glucosa más lentamente.

Son muchas las complicaciones que se pueden presentar en caso de consumo continuo y excesivo de carbohidratos simples o productos refinados o procesados. Por ejemplo: pan, pastel, pizza, sodas, dulces, etc. Los mejores carbohidratos para consumo diario son los de cadena larga. Por ejemplo: vegetales, frutas, cereales, granos, semillas, tubérculos, etc. Estos ayudan a bajar el colesterol, a limpiar intestino, a bajar de peso, a quitar estreñimiento, a quitar la colitis, te dan energía todo el día y evitan las bajadas de azúcar en sangre y las bajadas de presión sanguínea.

Entre las alteraciones de salud que se presentan por el alto consumo de carbohidratos están la diabetes, la hipertensión sanguínea, la arterosclerosis y todas las enfermedades relacionadas con la obesidad.

GRASAS O LÍPIDOS

Proporcionan 9 calorías por gramo. La mala reputación de las grasas nos han hecho tenerles miedo. Sin embargo, el cuerpo las necesita. Son necesarias para la formación y desarrollo normal de cerebro. Durante toda la vida hacen falta para dar energía, para el crecimiento, ayudan en la absorción de algunos nutrientes. Ayudan en la formación de membranas celulares, ayudan a recubrir los nervios, juegan un papel importante en la formación de esteroides, bilis, colesterol, ceras, etc.

Para consumirlas debemos saber cuáles son las menos perjudiciales y en qué cantidades comerlas. Las grasas que son sólidas a temperatura ambiente son las más peligrosas. Las grasas líquidas a temperatura ambiente son más sanas. Afectan menos y regularmente provienen de vegetales y de pescado. Los ácidos grasos esenciales son los que el organismo no produce y son los poliinsaturados, los omegas. Aun cuando los ácidos grasos esenciales sean no saturados, pueden saturarse si se sobrecalientan y hacer el mismo daño que una grasa saturada.

Lípidos con ácidos grasos que forman jabones

Grasas saturadas. Aumentan el colesterol total.

- *Láurico*, en aceite de coco.

- *Palmítico*, en carnes.

(solidos a temperatura ambiente.)

-   **Poliinsaturadas**. Bajan el colesterol total.

Omega 6 - gamalinoleico y linoleico

Se encuentran en nueces, ajonjolí, soya y primrose está en Lean Muscle de Nutrilite.

Omega 3....... - linolénico, DHA y EPA. Se encuentra en pescado (salmón) y en canola.

(son médico a temperatura ambiente)

-**Monoinsaturados**. Bajan el colesterol malo. Oleico están en nueces, olivo y vegetales.

Lípidos con pocos ácidos grasos que no forman jabones

Simples. triglicéridos y ceras

Complejos. fosfolípidos y esfingolípidos

Esteroides. colesterol, hormonas, vitamina d y bilis.

Terpenos. carotenoides, mentol, vitamina a, vitamina k Y vitamina e.

PROTEÍNAS

Son las macromoléculas más abundantes del organismo. Proporcionan 4 calorías por gramo. Son necesarias para el crecimiento, para la función y para dar energía. En formación de hormonas, en sistema inmune, etc. El hígado se encarga del almacenamiento y transformación de las proteínas a aminoácidos.

Se le llama proteína completa a las proteínas que proporcionan los aminoácidos esenciales. Las carnes, lácteos y huevos proporcionan proteínas completas. De los vegetales el frijol, con arroz, la soya, frijol con maíz y trigo, frijol con nueces, proporcionan proteínas completas. El frijol solo, no proporciona una proteína completa, solo lo hace si se combina con arroz.

Las frutas y legumbres no proporcionan una proteína completa, solo lo hacen cuando se consumen combinadas. La mejor fuente de proteína completa vegetal es la soya. Se recomiendan 50 gr de proteína al día. La deficiencia puede ocasionar inflamación o edema generalizado. El código genético presente en el DNA de todas las células, es en realidad información acerca de la manera en que deben formarse las proteínas de cada célula del organismo, en forma y cantidad. Un ejemplo muy claro se da cuando el hígado se lesiona y le cortan una parte, las proteínas se transforman en aminoácidos y van a formar las proteínas que forman células del hígado y lo regeneran de la misma forma y tamaño. Lo mismo pasa con la piel.

Cuando te cortas o te raspas, el hígado transforma proteínas a aminoácidos que van a ir a formar las células de la piel dañada. La memoria genética de las células hace que crezcan del mismo tamaño y forma. Las proteínas que componen el cuerpo humano no están en la dieta. Las proteínas de la dieta se descomponen en aminoácidos en el hígado y el organismo los usa para formar las proteínas que él necesita. Los aminoácidos les permiten a los demás nutrientes desempeñar adecuadamente su función.

El hígado produce el 80% de los aminoácidos el otro 20% son obtenidos en la dieta como proteína completa. Los aminoácidos esenciales son: Histidina, isoleucina, leucina, lisina, metionina, fenilalanina, treonina, triptófano y valina. Los aminoácidos no esenciales son: alanina, arginina, asparagina, ácido aspártico, citrulina, glicina, taurina, cisteína, cistina, ácido gamaminobutírico, ácido glutámico, glutamina, ornitina, tirosina, prolina y serina. El hígado transforma casi el 50% de la proteína en glucosa, para utilizarla como energía en las células. Esto da por resultado amoniaco y el hígado lo transforma en urea que pasa a la sangre y se va a eliminar por los riñones en la orina.

La proteína vegetal es la más saludable, aun así no debemos consumir más de 50 GR por día.

AGUA

Es un elemento esencial para todas las funciones del organismo.

Un adulto tiene más o menos 60% de agua en su organismo.

Un niño tiene más o menos 75 a 80% de agua en su cuerpo.

Interviene en la digestión, absorción y utilización de los nutrientes. Ayuda a la eliminación de desechos y toxinas del organismo. Ayuda a regular la temperatura corporal. Mejora el transporte de oxígeno. Un adulto promedio requiere de 2.5 a 3 litros de agua al día. Durante el embarazo requieren 30 ml más. Durante la lactancia requieren un litro de agua extra al día. La sudoración, el ejercicio, la diarrea, el vómito, el calor excesivo y la fiebre aumentan los requerimientos diarios de agua por día. En la orina se pierde un litro por día. Con la respiración se pierden entre 500 ml a un litro por día. En las heces fecales se pierden entre 100 ml y 300 ml por día.

VITAMINAS

Son substancias esenciales para la vida que deberíamos recibir con los alimentos. El organismo produce cantidades pequeñas de algunas de ellas, pero, por ejemplo, la vitamina C no es producida por el organismo. Por lo tanto, siempre debe consumirse vitamina C como suplemento. Las vitaminas ayudan a que el organismo permanezca sano, regulan el metabolismo, ayudan en todas las funciones del cuerpo. Las vitaminas hidrosolubles o que se disuelven en agua son las vitaminas B y la C. Las vitaminas que se disuelven en grasa son la vitaminas A, D, E y K.

Los suplementos pueden ser naturales o sintéticos. Los sintéticos son hechos en laboratorio y son hechos a partir de químicos que imitan a los naturales individualmente. Los naturales provienen de fuentes alimentarias y están entrelazados con otros nutrientes. Los naturales se absorben, se utilizan y se retienen mejor que los sintéticos.

Vitamina A También llamada retinol

- Es necesaria para la visión normal.
- Previene la ceguera nocturna.
- Fortalece la inmunidad.
- Promueve la salud de ojos.
- Quita el ardor y la fatiga ocular.
- Controla el acné y lo previene.
- Promueve la curación de úlceras de aparato digestivo.
- Previene el desarrollo de células cancerosas.
- Promueve la salud de mucosas.
- Previene resfriados y otras infecciones.
- Sirve como antioxidante.
- Retarda el envejecimiento.
- Se forma en hígado a partir de multicarotenos.

Síntomas carenciales.

- Resequedad de ojos.
- Ardor y comezón de ojos.
- Ceguera nocturna.
- Infecciones frecuentes de aparato respiratorio.

Vitamina B1(tiamina)

- Proporciona energía.
- Promueve la salud de los nervios.
- Mejora la circulación sanguínea.

- Previene el Alzheimer.
- Aumenta la memoria.
- Fortalece el sistema inmunológico.
- Promueve la salud cerebral.
- Fortalece la función del cerebro.
- Aumenta el apetito.
- Promueve la salud del corazón.
- Actúa como antioxidante.
- Retarda el envejecimiento.
- Disminuye el gusto por el alcohol.

Síntomas carenciales

- Anorexia.
- Irritabilidad (corajes).
- Pérdida de la memoria.
- Desequilibrios de la química cerebral.
- Taquicardia.
- Inflamación de nervios.
- Adormecimiento de algunas áreas del cuerpo.
- Disminución de los reflejos.
- Psicosis, ansiedad, depresión, etc.

Vitamina B2 (riboflavina)

- Ayuda en la digestión.
- Sirve como antioxidante.

- Necesaria para la formación de glóbulos rojos.
- Necesaria para la formación de los anticuerpos.
- Promueve el crecimiento.
- Disminuye la fatiga ocular.
- Previene y trata las cataratas.
- Promueve la salud de aparato digestivo.
- Promueve la salud de las mucosas.
- Todas las vitaminas b ayudan a mejorar el síndrome de túnel carpiano.

Síntomas carenciales

- Grietas y úlceras en la boca
- Inflamación de boca y lengua, manchas rojas en lengua.
- Problemas oculares.
- Problemas en piel, dermatosis.
- Mareos.
- Caída del pelo.
- Insomnio.
- Fotofobia.
- Mala digestión.
- Lentitud de reacciones mentales.

Vitamina B3 (niacina)

- Repara el DNA.
- Sirve para mover el calcio.

- Mejora la circulación sanguínea.
- Promueve la salud de piel.
- Sirve para regular la química cerebral.
- Promueve la salud de piel.
- Promueve la salud de los nervios.
- Mejora la digestión.
- Mejora la producción de ácido clorhídrico en estómago.
- Interviene en la producción de bilis.
- Sirve para la producción de hormonas sexuales.
- Reduce el colesterol.
- Aumenta la memoria.
- Disminuye la depresión, la ansiedad y otros problemas mentales.

Síntomas carenciales

- Anorexia.
- Debilidad.
- Irritabilidad.
- Vómito.
- Manchas rojas en lengua.
- Descamación de piel.
- Granitos alrededor del cuello.
- Diarrea.
- Vaginitis.
- Esofagitis.

- Depresión.
- Demencia.
- Convulsiones.
- Mal aliento.
- Insomnio.

Vitamina B6 (piridoxina)

- Promueve la salud de corazón y arterias y venas.
- Disminuye las molestias del síndrome premenstrual.
- Quita la irritabilidad (corajes).
- Disminuye alergias, asma y artritis.
- Fortalece el sistema inmune.
- Ayuda en la formación de ADN y ARN.
- Promueve la salud del cerebro.
- Promueve la buena digestión.
- Disminuye el edema de extremidades.
- Aumenta el metabolismo.
- Aumenta la energía.
- Sirve para la formación de células sanguíneas.

Síntomas carenciales

- Seborrea en cuero cabelludo.
- Inflamación de lengua.
- Convulsiones.
- Depresión y ansiedad.

- Adormecimiento de partes del cuerpo.
- Irritabilidad (corajes).
- Debilidad, anemia y confusión.

Vitamina B7 (biotina)

- Sirve para metabolizar ch, grasas y proteínas.
- Promueve la salud de pelo y piel.
- Promueve la salud de uñas.
- Sirve para la salud de glándulas sudoríparas.
- Promueve la salud de tejido nervioso.
- Promueve la salud de medula ósea.
- Aumenta la energía.
- Disminuye los dolores musculares.

Síntomas carenciales

- Indigestión.
- Caída del cabello.
- Uñas quebradizas.
- Resequedad de piel.
- Sudor fuerte.
- Falta de energía.

Vitamina B12 (cianocobalamina)

- Previene la anemia.
- Sirve para formar glóbulos rojos de la sangre.

- Fortalece la digestión.
- Protege las terminaciones nerviosas.
- Aumenta la memoria.
- Sirve para la fertilidad.
- Previene el daño nervioso.
- Sirve para transformar grasas en energía.
- Sirve para la formación de células nuevas.

Síntomas carenciales

- Anemia, debilidad, fatiga crónica.
- Estreñimiento, hormigueos y adormecimiento de algunas áreas del cuerpo.
- Depresión, problemas oculares y palpitaciones.
- Mareos, alucinaciones y cefaleas.
- Somnolencia, áreas rojas en lengua.
- Nerviosismo, irritabilidad y zumbidos de oídos.
- Dificultad al respirar, impotencia y pérdida de memoria.

Vitamina C (ácido ascórbico)

- Actúa como antioxidante.
- Sirve para el crecimiento y reparación de los tejidos.
- Disminuye la formación de coágulos sanguíneos.
- Promueve la salud de encías.
- Disminuye el estrés.
- Previene el cáncer.

- Previene infecciones (gripas).
- Fortalece el sistema inmune.
- Fortalece las arterias y las venas.
- Limpia las arterias y venas.
- Previene sangrados o rupturas de venas.
- Baja los índices de colesterol.
- Fortalece huesos y dientes.
- Fortalece aparato respiratorio.
- Baja la presión sanguínea
- Aumenta la energía y ayuda en la cicatrización.

Síntomas carenciales

Moretones, sangrado de encías, pérdida de piezas dentales. Sangrado de nariz, fatiga, derrames articulares, cicatrización lenta, infecciones de aparato respiratorio frecuentes.

Vitamina E (tocoferoles y tocotrienoles)

- Sirve como antioxidante.
- Previene el cáncer.
- Previene enfermedades cardiovasculares.
- Mejora la circulación sanguínea.
- Necesaria para la reparación de tejidos.
- Mitiga los síntomas del síndrome menstrual.
- Disminuye los quistes de glándulas mamarias.
- Regula la presión sanguínea.

- Previene cataratas.
- Previene y quita el acné.
- Promueve la salud de la piel.
- Disminuye calambres.
- Fortalece arterias pequeñas.
- Promueve la salud muscular y nerviosa.
- Previene anemia.
- Evita oxidación de la grasa.
- Impide la formación de radicales libres.
- Retarda el envejecimiento.
- Disminuye las manchas por la edad.
- Aumenta la potencia sexual.

Síntomas carenciales

Infertilidad, retinopatías, neuritis, daño en glóbulos rojos, músculos débiles, problemas cardiovasculares, cánceres, enfermedades de la matriz, abortos frecuentes, problemas menstruales, disminución de la libido sexual.

Vitamina B10 (Ácido paraaminobenzoico" paba")

- Le regresa el color normal al pelo encanecido.
- Sirve para mantener sana la flora intestinal.
- Sirve para la regeneración de piel.
- Sirve para la formación de glóbulos rojos.
- Protege de las quemaduras de sol.

- Sirve como antioxidante.
- Retarda la aparición de arrugas.

Síntomas carenciales

- Resequedad de piel.
- Pelo cano a temprana edad (canas).
- Resequedad de piel.

Vitamina B4 (colina)

Regula el apetito.
Disminuye el problema de Parkinson.

Aumenta la concentración, regula el estado de ánimo, aumenta la memoria, promueve la salud de riñones de hígado y vejiga, mejora la transmisión nerviosa, evita los depósitos de grasa en hígado y arterias, disminuye el Alzheimer, ayuda al hígado a eliminar drogas, tiene un efecto tranquilizante.

Síntomas carenciales

Hígado graso, úlcera gástrica, presión arterial alta, indigestión, retraso en el crecimiento, deterioro de hígado y riñones, enfermedades cardiovasculares.

Vitamina D

- Necesaria para la absorción del calcio y fósforo y para su utilización.

- Necesaria para el crecimiento de huesos y dientes.
- Quita la debilidad muscular.

Previene osteoporosis, fortalece el sistema inmunológico, sirve para mantener sana la piel y el sistema nervioso, promueve la salud muscular, actúa en la coagulación, disminuye el riesgo de cáncer, interviene en la frecuencia cardiaca, ayuda en la función tiroidea.

Síntomas carenciales

Osteoporosis, deformaciones óseas.

Asma, piernas arqueadas, debilidad muscular, lento desarrollo de dientes, anorexia, ardor de boca y garganta, diarrea, disminución de peso, insomnio, problemas cardiovasculares y visuales.

Vitamina K (filoquinona, hidroquinona)

- Necesaria para la coagulación de la sangre.
- Sirve para formación y reparación de huesos.
- Evita endurecimiento de arterias.
- Previene osteoporosis.
- Aumenta la resistencia a las infecciones.
- Previene cáncer.
- Aumenta el tiempo de vida.
- Retarda el envejecimiento.
- Regula el flujo del calcio.

- Previene hemorragias.
- Previene Alzheimer.
- Promueve cicatrización.

Síntomas carenciales

Moretones, sangrados frecuentes, retardo en la coagulación, endurecimiento arterial, osteoporosis, anemia, sangrado de encías, sangrado de nariz, excesivo sangrado menstrual.

Ácido fólico

- Previene la formación de "homocisteína" (es un aminoácido esencial que si se eleva puede provocar infartos, ateroesclerosis, enfermedades cardiacas, etc.)
- Evita las malformaciones congénitas si se toma antes y durante el embarazo.
- Sirve para la correcta formación de ADN y RNA, disminuye la depresión y la ansiedad, disminuye los nacimientos prematuros.
- Considerado alimento cerebral.
- Ayuda en el tratamiento de quistes de cuello uterino (matriz).

Síntomas carenciales

Malformaciones congénitas, fatiga, dolor, enrojecimiento de lengua, anemia, insomnio, depresión, apatía, alteración del crecimiento, formación de canas a edad temprana, problemas de memoria, debilidad, dificultades respiratorias.

Minerales

Son necesarios para la composición de los fluidos corporales, para la producción de sangre, para la formación de huesos, para la función nerviosa, para la regulación del tono muscular, para regular la frecuencia cardiaca, para producir energía, para crecer, para curarse, ayuda en la utilización de las vitaminas y otros nutrientes. El nivel de cada mineral en el organismo influye en los niveles de los otros minerales.

Si se desequilibra un mineral, tienden a desequilibrarse los demás y puede dar síntomas. Es muy rara la intoxicación por minerales.

Son elementos que se encuentran en estado natural en la tierra, al erosionarse las rocas liberan los minerales que forman el suelo. Las plantas los absorben, los animales se comen las plantas y nosotros a las plantas y a los animales y así es como obtenemos o deberíamos obtener los minerales. Se clasifican en macrominerales y microminerales. Se les llama macrominerales por que se necesitan en cantidades mayores que los microminerales.

Macrominerales

Calcio, Magnesio, sodio, potasio, fósforo, azufre.

189

Microminerales

Yodo, cobre, boro, azufre, zinc, manganeso, hierro, cromo, silicio, germanio, molibdeno, selenio, vanadio.

Todas las células requieren de los minerales para funcionar correctamente.

Hierro (7-18 MG/DIA)

- Sirve para formar hemoglobina.
- Promueve la oxigenación celular.
- Sirve para la formación de células sanguíneas.
- Produce energía.
- Importante para el crecimiento.
- Interviene en la formación de ADN.
- Interviene en el desarrollo muscular.
- Previene anemia.
- Fortalece sistema inmune.
- Aumenta la resistencia física.
- Tonifica la piel.

Síntomas carenciales

- Problemas de crecimiento
- Falta de aire
- Frío, anemia, dificultad respiratoria, debilidad, vértigo, dolores de cabeza, irritabilidad, pérdida de peso, palidez, ar-

ritmias cardiacas, diarrea, náuseas, vómito.

Potasio

- Regula la frecuencia cardiaca.
- Regula la contracción muscular.
- Controla el equilibrio hídrico.
- Regula la presión sanguínea.
- Conduce la electricidad.
- Ayuda en la función cerebral.
- Previene el derrame cerebral.

Síntomas carenciales

- Calambres musculares.
- Arritmias cardiacas.
- Debilidad muscular.
- Entumecimiento y hormigueo.
- Alteraciones de la presión sanguínea.

Selenio

- Evita la oxidación de grasas.
- Actúa como antioxidante.
- Fortalece el sistema inmune.
- Previene cáncer.
- Promueve la salud del páncreas.
- Aumenta la elasticidad de los tejidos.

- Promueve la salud de próstata.
- Protege al hígado de la cirrosis alcohólica.

Síntomas carenciales

Aborto espontaneo, esterilidad, cáncer, fatiga, enfermedades cardiacas, infecciones frecuentes.

Fósforo

- Promueve la formación de huesos y dientes.
- Sirve para la formación de células.
- Ayuda en la contracción del corazón.
- Necesario para la función del riñón.
- Sirve para producir energía.

Germanio

- Mejora la oxigenación celular.
- Libera al organismo de toxinas y venenos.
- Disminuye el dolor.
- Transportador de oxígeno.
- Sirve para la artritis reumatoide.
- Fortalece el sistema inmune.
- Disminuye las alergias alimentarias.
- Baja el colesterol.
- Previene cáncer.
- Disminuye las infecciones virales.

Vanadio

- Necesario para el metabolismo celular.
- Importante para la formación de huesos y dientes.
- Importante en la reproducción y el crecimiento.
- Disminuye el colesterol.

Azufre

- Sirve como antibiótico natural.
- Estimula la producción de bilis.
- Protege contra los efectos de sustancias tóxicas.
- Quita los efectos de la radiación.
- Retarda el envejecimiento

Zinc

- Importante para el funcionamiento prostático.
- Sirve para el desarrollo de los órganos de la reproducción.
- Previene el acné.
- Regula la actividad de las glándulas sebáceas.
- Ayuda en la formación de las proteínas.
- Aumenta la libido sexual, antioxidante
- Promueve la formación de la insulina.
- Vital para la formación de huesos.
- Protege hígado contra químicos.
- Protege el sentido del gusto y el olfato.
- Promueve cicatrización.

- Aumenta el sistema inmune.

Yodo

- Ayuda a quemar grasa.
- Sirve para la salud de la tiroides.
- Aumenta la producción de la energía.
- Importante para el desarrollo mental.
- Protege de la radiación.

Cromo

- Participa en el metabolismo de la glucosa.
- Aumenta la energía.
- Sirve para formar colesterol, grasas y proteínas.
- Sirve para regular las concentraciones de glucosa en sangre.
- Ayuda a utilizar la insulina.

Silicio

- Promueve la salud de pelo, piel y uñas.
- Sirve para formar colágeno.
- Promueve elasticidad arterial.
- Baja o regula la presión sanguínea.
- Previene enfermedades cardiovasculares.
- Contrarresta los efectos del aluminio en el organismo.
- Previene Alzheimer.

- Previene osteoporosis.
- Fortalece el sistema inmune.
- Retrasa el envejecimiento.

Boro

- Sirve para mantener huesos sanos.
- Sirve para el metabolismo del calcio, fósforo y magnesio.
- Mejora la química cerebral.
- Mantiene el estado de alerta.
- Previene osteoporosis.
- Regula la presión sanguínea.
- Sirve para construir músculo.

Calcio (mujeres 1.5 GR/DIA. Hombres 1 GR/DIA)

- Vital para la formación de huesos y dientes.
- Sirve para regular la química cerebral normal.
- Promueve la salud de encías.
- Regula la frecuencia cardiaca normal.
- Sirve en la función muscular.
- Sirve para la transmisión de impulsos nerviosos.
- Baja la presión sanguínea.
- Baja el colesterol.
- Quita los calambres.
- Remineraliza los huesos.
- Promueve la salud cardiovascular.

- Previene el cáncer.
- Promueve la coagulación sanguínea.
- Previene la osteoporosis.
- Previene preeclampsia.
- Impide la absorción del plomo.
- Quita el insomnio.

Síntomas carenciales

- Dolores articulares.
- Presión sanguínea alta.
- Insomnio, unas quebradizas, nerviosismo, calambres musculares, arritmias cardiacas, palidez de piel, artritis, caries, convulsiones.
- Depresión, osteoporosis, cambios emocionales repentinos, delirios, hiperactividad. No tomar más de 4 GR por día.

Cobre (de 0.5 MG a 4 MG POR DIA)

- Esencial para la formación del colágeno.
- Sirve para formar hueso.
- Sirve para formar hemoglobina.
- Sirve para la formación de glóbulos rojos.
- Promueve la cicatrización.
- Promueve el crecimiento.
- Produce energía.

- Sirve para la coloración de piel y pelo.
- Aumenta el sentido del gusto.
- Mantiene las arterias elásticas.
- Promueve la salud de los nervios.
- Promueve la salud de las articulaciones.

Signos y síntomas carenciales

Fatiga, mareo, anemia, alteraciones en médula ósea, leucemia, enfermedades de los nervios.

Magnesio (de 400 MG a 1 GR POR DIA)

- Evita la calcificación de tejidos blandos.
- Produce energía.
- Quita la depresión.
- Participa en la transmisión de impulsos nerviosos.
- Participa en la contracción muscular.
- Disminuye los mareos.
- Disminuye los síntomas del síndrome premenstrual.
- Previene el parto prematuro.
- Previene la preeclampsia.
- Promueve la salud cardiovascular.
- Mantiene arterias elásticas.
- Controla la presión arterial.
- Promueve la buena digestión.

Síntomas carenciales

- Endurecimiento arterial
- Confusión, irritabilidad, mala digestión, problemas pulmonares, asma, taquicardia, insomnio, hipertensión, paro cardiaco, arritmias cardiacas, dolor cardiaco, fatiga crónica, intestino irritable.

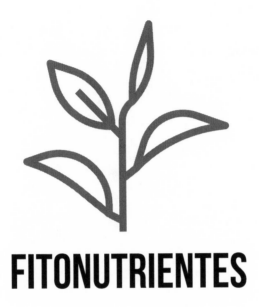

FITONUTRIENTES

FITONUTRIENTES

Son sustancias que contienen las plantas, que les dan color, sabor y resistencia a las enfermedades y a condiciones ambientales precarias o difíciles. Hay miles de fitonutrientes y los científicos han logrado extraerlos para aplicar esos beneficios en las personas. Está comprobado que tienen un poder preventivo en cáncer.

Phenethyl isothiocianate: Protege contra las substancias cancerígenas del tabaco.

Flavonoides: Impide que substancias cancerígenas se unan a las células.

Sulforaphane: Ayuda a sacar las substancias cancerígenas de las células antes de causar daño.

Genistein: Cortan la irrigación sanguínea hacia los tumores, por lo que se detiene su crecimiento.

Ácido p. Coumaric y chlorogenic. Evitan la formación de uniones químicas que forman las substancias cancerígenas.

Todos fortalecen el sistema inmunológico y actúan como antioxidantes.

Licopeno: Previene las enfermedades cardiacas, disminuye el endurecimiento de arterias, previene el cáncer de próstata, de mama, de colon, de páncreas, de pulmón, de ovarios y de vejiga. Sirve para el tratamiento del virus del papiloma, sirve para el tratamiento de cataratas y asma.

Luteína: Promueve la salud de los ojos, protege la piel del sol, promueve la salud de las células, disminuye cataratas, disminuye la opacidad del cristalino, mejora la función ocular, mejora la agudeza visual, quita la fotofobia.

Resveratrol: Actúa como antioxidante, antienvejecimiento, anticancerígeno, mejora la salud celular, previene enfermedades cardiacas, protege la piel, disminuye la aparición de manchas del envejecimiento, previene Alzheimer, disminuye las células cancerígenas, baja la presión sanguínea, antiinflamatorio, sirve para perder peso, controla el apetito.

Quercetina: Actúa como antioxidante potente, antialérgico, antiinflamatorio, fortalece el sistema inmune, promueve la salud del corazón, disminuye las infecciones de aparato respiratorio, protege hígado, disminuye la rinitis alérgica, disminuye la artritis, disminuye al uretritis, disminuye la prostatitis, disminuye las alergias respiratorias.

Alicina: Antibiótico natural, disminuye la formación de coágulos, mejora la circulación sanguínea, baja el colesterol, previene las enfermedades cardiacas, anticancerígeno.

Ácido elágico (endosterol): Combate el virus del papiloma humano, previene el cáncer de próstata, antiinflamatorio natural, previene las enfermedades cardiacas, aumenta la energía, promueve la salud de las células.

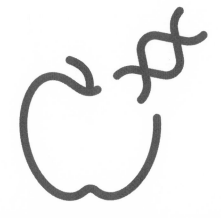

ANTIOXIDANTES Y DOSIS RECOMENDADA DE LOS NUTRIENTES

ANTIOXIDANTES

Hay múltiples factores que hacen que el organismo reciba diariamente muchos radicales libres que lo intoxican. El metabolismo celular, la respiración, la contaminación ambiental, la comida, el aire, el agua, el oxígeno, etc. Esos radicales libres van y se completan en algunas áreas del organismo, donde ocasionan síntomas al dejar incompletas algunas moléculas. La clave para evitar que dañen nuestro organismo es tomar suficientes antioxidantes, estos llevan muchos electrones para completar esos radicales libres y hacerlos útiles para el organismo.

Mencionemos algunos antioxidantes

Multicarotenos

Melatonina

Chewable vitamina E

Bilberry

Zinc

Vitamina B

Cisteína

Coenzima Q10

Selenio

Picnogenol

Bioflavonoides

Ginkgo biloba

Glutation

Té verde

Fitonutrientes

Vitamina c

Dosis óptima recomendada

Vitaminas:

Vitamina A----------5000 a 50.000 ui/día

Vitamina B1---------25 a 300 mg/día

Vitamina B2---------25 a 300 mg/día

Vitamina B3---------25 a 300 mg/día

Vitamina B5---------25 a 500 mg/día

Vitamina B6---------1.5 a 2 mg/día

Vitamina B12-------20 a 500 mcg/día

Betacaroteno-----10.000 a 15.000 ui/día

Biotina----------------100 a 300 mcg/día

Colina----------------50 a 100 mg/día

Ácido fólico-------- 400 a1.200 mcg/día

Inositol---------------50 a100 mg/día

Paba-------------------- 50 mg/día

Vitamina C-----------60 a 5.000 mg/ día

Vitamina D-----------400 a 800 ui/día

Vitamina E-----------500 a 600 ui/día

Vitamina K-----------80 a 100 mcg/día

Hesperidina---------100 mg/día

Minerales:

Calcio----------------1.000 a 1.500 mg/día

Magnesio -----------500 a 750 mg/día

Cromo----------------150 a 600 mcg/día

Molibdeno----------30 a 75 mcg/día

Cobre-----------------0.5 a 3 mg/día

Potasio-------------- 80 a 100 mg/día

Iodo-------------------150 a 300 mcg/día

Selenio----------------100 a 200 mcg/día

Hierro-----------------15 a 30 mg/día

Zinc--------------------50 a 100 mg/día

Manganeso---------10 a 30 mg/día

Coenzimas Q10------20 a 30 mg/día

Lecitina---------------200 a 500 mg/día

Fósforo--------------1.000 a 1.200 mg/ día

Sodio-------------------2.400 mg/día

Las necesidades nutricionales diarias varían con la edad, sexo, estado físico, ejercicio, embarazo, etc.

ESQUEMA PARA
MANTENERSE SANO

ESQUEMA PARA MANTENERSE SANO

1.- Un multivitamínico, 1 o 2 veces al día (con el almuerzo y con la cena).

2.- Omega 3, 1 con cada comida.

3.- Vitamina C, 1 g con cada comida.

4.- Multicarotenos, de 3.000 a 15.000 mcg/día

5.- Coenzima Q10, de 30 a 100 mg/día

6.- Vitamina E, 600 ui/día

7.- Complejo B, 1 cápsula con cada comida.

8.- Proteína vegetal, 50 g/día

9.- Calcio, magnesio y Vitamina D, 1 tableta con cada comida (de 1 a 3 g/día).

10.- Enzimas digestivas, antes de iniciar las comidas.

11.- Fibra, 2 a 3 horas después de la cena.

12.- 3 litros de agua al día.

13.- 1/2 hora de ejercicio al día

14.- De 5 a 8 horas de sueño por la noche.

15.- Evitar el estrés.

16.- Controlar emociones y dominar su temperamento.

Made in the USA
Middletown, DE
25 June 2021